당신이 이 책을 통해

더 건강하고 젊은 삶을

만끽하시길 바랍니다.

드림

시간을
거꾸로 돌리는
매직스푼

시간을 거꾸로 돌리는
매직스푼

초판 1쇄 발행 2024년 1월 5일

글·그림 이현주
펴낸이 김형근
펴낸곳 서울셀렉션㈜
편 집 지태진
디자인 김유정
마케팅 김종현

등 록 2003년 1월 28일(제1-3169호)
주 소 서울시 종로구 삼청로 6 출판문화회관 지하 1층 (우03062)
편집부 전화 02-734-9567 팩스 02-734-9562
영업부 전화 02-734-9565 팩스 02-734-9563
홈페이지 www.seoulselection.com
이메일 hankinseoul@gmail.com

ⓒ 2024 이현주

ISBN 979-11-89809-64-5 13510

시간을
거꾸로 돌리는
매직스푼

서울셀렉션

머리말

　이 책은 '음식은 곧 약'이라는 철학으로, 지난 20여 년간 채식한약사로서 이론적 모색과 임상경험을 통해 배운 것들을 건강한 음식에 대한 이야기와 레시피로 풀어낸 책이에요. 제가 느끼는 채식밥상의 감수성과 평화로운 에너지를 고스란히 전달해보고자, 직접 손그림을 그렸어요.

　저는 늘 이상과 현실 사이에서 누구나 쉽게 따라 할 수 있는 방법론을 모색해왔어요. 비건이지만, 일주일에 하루만 채식을 해보자고 제안하는 고기없는월요일 운동을 시작한 것도 그런 이유에서였지요. 이론을 앞세우기보다는 실제로 따라 하기 쉬우면서 지속 가능한 방법들을 탐구한 결과였죠.

　채식한약국을 통해 환자들을 만나면서, 어떤 음식을 먹는지도 중요하지만, 건강한 식사계획과 루틴을 지키는 게 더 중요하다는 것을 알게 되었어요. 또 그러한 루틴을 지킬 수 있도록 구체적인 레시피를 제시했을 때, 더 많은 분들이 지병에서 벗어나고 건강한 삶의 방식으로 변화된다는 것을 알게 되었어요. 저는 이 책에 그간 한약국을 방문하신 분들에게 제안한 루틴, 루틴을 지키는 데 도움을 주는 규칙, 건강과 젊음을 지키는 음식 레시피를 담았어요. 또한 밥상에 오르는 건강한 식재료로 맛있게 식사하는 소박한 방식을 통해 우리가 처한 전 지구적 위기를 극복할 수 있다는 연결성도 고민하며 글을 쓰고 그림을 그렸어요.

'불편하지만 윤리적이고 안전해서', '맛없지만 건강에 좋을 것 같아' 선택하는 채식이 아니라, 조리하기도 편하고 맛있어서 매일 만들어 먹다 보니 저절로 건강해지고 젊어지는 조리법들을 소개했어요. 더불어 소소한 일상의 달콤함을 놓치지 않도록 건강한 간식 메뉴들도 곁들였어요. 저는 밥상을 준비하면서 싱그러운 채소를 보고 만지며 에너지를 얻을 때가 많아요. 단지 감성적인 교감에 그치지 않도록 다양한 채소와 과일의 효능과 성분들을 간단하지만 정확하게 전달하려고 노력했어요. 이 책에서 제안하는 루틴을 100일 정도만 시키며 소개하는 음식들로 실시한다면, 누구나 분명히 건강한 삶의 방식으로 전환될 거라고 믿어요.

총 44가지 레시피에 각각 어떤 증상이나 병증에 도움이 되는 음식인지, 들어가는 페이지에 노트를 해두었어요. 비만, 고혈압, 당뇨, 고지혈증은 대부분 연결된 질환이라서 현재 이 중 한 가지 질환만 있다고 해도 잠재적으로 나머지 세 질환에 노출될 가능성이 매우 높고, 이를 치료하는 음식군도 비슷해요. 이 책의 모든 레시피들은 이 연결된 네 가지 질환을 치료하는 데 매우 효과적이에요. 거기에 만성피로, 만성염증, 변비에도 대부분 레시피가 도움이 돼요. 레시피에 사용한 식재료들의 효능에 따라 조금 더 효과를 볼 수 있는 질환들을 강조한 것이니, 자신의 상태에 맞게 더 챙겨서 자주 드시면 좋겠어요. 더불어 음양의 체질에 따라 구분해야 할 식재료 팁도 추가했으니 참고해보세요.

100세 시대를 넘어 120세까지 장수하는 사람들이 늘어나는 시대에, 나도 과연 건강하고 매력적으로 나이 들 수 있을지를 고민하는 분들이라면, 이 책에서 제시한 방법들을 진지하게 일상 속으로 받아들이길 권해요. 단지 겉모습만 젊어 보이는 데 그치지 않고, 몸속은 물론 마음까지 모두 젊음을 유지하며 사는 기쁨을 만끽할 수 있기를 바라요.

책 작업을 하며 느낀 희열과 치유의 감정들이 독자분들에게 고스란히 전달되면 좋겠어요. 이렇게 멋진 작업을 제안해주신 서울셀렉션 김형근 대표님과 책을 예쁘게 만들어주신 지태진 팀장님과 디자이너 김유정 님께 감사드려요. 저를 응원해주고 도와주신 부모님과 아들에게도 사랑한다고 말해줄래요. 제가 그림을 그리고 싶다고 했을 때 아뜰리에를 만들어주고 그림 도구들을 사준 파트너와, 제가 주저앉으려고 했을 때 그림을 계속 그리라고 용기를 북돋아준 안드레아 디카를로(Andrea DiCarlo)에게 감사해요. 이 책이 저를 아껴주시는 모든 분들께 선물이 되면 좋겠어요.

2024년 1월에,
기린 이현주 손모음

OI

루 틴

건강과 젊음을 지키는 식습관 만들기

Cultivating Eating Habits for Health and Youthfulness

02

증상별 레시피

Treating Symptoms with Targeted Recipes

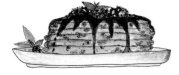

03
식물성 단백질 레시피
High Protein, Plant-Based Recipes

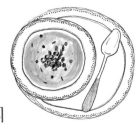

Magic Spoon

ROUTINE

Cultivating Eating Habits for Health and Youthfulness

01

루틴

건강과 젊음을 지키는
식습관 만들기

무의식적으로 반복하는 일상의 습관들이 내 몸과 마음의 건강을 좌우해요. 몸과 마음을 건강하게 하려면 좋은 습관을 들여야 하고, 좋은 습관을 만들려면 우선 내가 지금 어떻게 살아가고 있는지부터 들여다봐야 해요.

식사와 간식을 언제 얼마나 먹는지, 그리고 어떤 음식을 먹는지, 잠은 충분히 자는지, 수면의 질은 어떠한지, 스트레스를 잘 관리하고 있는지, 운동량과 강도는 어느 정도인지, 건강기능식품이나 약을 복용한다면 언제 얼마나 어떤 종류를 먹는지 등등 건강과 관련된 모든 것들을 적어보는 거예요. 그런 다음 일주일을 기준으로 외식은 얼마나 자주 하는지, 술이나 커피(또는 차)는 언제 얼마나 마시는지도 점검해보세요.

그다음, 내가 원하는 구체적인 목표를 적어요. 병을 앓고 있다면 더 적극적으로 구체적인 전략을 세우는 게 좋아요. 3주 정도 꾸준하게 실천해보면 조금씩 스스로 변하는 걸 느낄 수 있을 거예요. 정말로 병을 고치고 체질을 바꾸고 싶다면 적어도 100일은 투자해야 해요. 100일 후에는 확실히 달라진 자신을 만날 수 있어요.

건강과 젊음을 지켜주는 루틴을 만들기 위한 아침 점심 저녁 레시피를 제안할 거예요. 제가 평소에 먹는 것이기도 하고, 저를 만나는 분들에게 권해서 좋은 효과를 본 것들이기도 해요. 매일 먹어도 속이 편하고, 질리지 않는 것들이지요. 하지만 개인차가 있을 수 있으니 자신의 취향에 맞게 조금씩 응용해보세요. 여기서 권하는 레시피를 모두 따라 할 필요는 없어요. 중요한 것은 건강한 습관을 만드는 데 관심을 기울이고 계획을 세워서 실천하는 것이니까요.

우리가 잠든 사이에도 우리의 오장은 저녁에 먹은 음식물을 대사하기 위해 열심히 일해요. 특히, 몸에 들어오는 모든 영양물질을 대사하고 독소를 처리하는 간(肝)이 제일 수고를 하지요. 특히 전날 과음이나 과식을 하면, 기름진 육식이나 가공식품을 먹으면, 스트레스를 많이 받은 상태에서 폭식을 하면 몸에 독소가 지나치게 많아져 간의 해독 능력이 떨어져요. 이런 생활을 반복하면 대사 기능이 떨어져 고혈압, 당뇨, 고지혈증이 시작되고, 동맥경화증, 뇌경색, 파킨슨병 등 만성질환으로 발전하게 되는 거예요.

자연의 리듬을 따라 일과 쉼의 균형을 꾀하는 규칙을 만들어보세요. 음양의 균형을 고려하여 하루 24시간 중 12시간은 활동하는 시간, 12시간은 쉬는 시간으로 정하는 거예요. 양에너지로 가득한 낮에는 활동적인 일을 하고, 몸을 적극적으로 움직이세요. 음에너지로 채워지는 저녁에는 정적이고 고요한 시간을 보내며 몸도 마음도 함께 쉴 수 있도록 하는 게 좋아요. 그래야 깊은 숙면을 취할 수 있지요.

아침에 일어나서 몸이 찌뿌둥하고 어딘가 통증이 느껴진다면, 오늘부터 당장 식사 패턴을 바꿔보세요. 아침은 부드럽고 따뜻하게, 저녁은 가볍게 일찍 드셔야 해요. 단순한 원칙이지만, 이것만 잘 지켜도 엄청난 효과를 볼 수 있어요.

아
침
———
아침은
부드럽고 따뜻하게!

건강을 해치는 아침 루틴

기상 직후 처음 먹는 음식에 특히 신경 써야 해요. 밤새 비어 있던 위와 장에 차거나 자극적인 음식이 갑자기 들어오면 위와 장이 긴장하고 예민해지기 때문이에요. 특히 다음과 같은 습관은 조심하는 게 좋아요.

- 공복에 에스프레소 마시기
  - 신경이 예민한 사람, 불면증이 있는 사람, 소화가 잘 안되는 사람은 특히 주의하세요.
- 냉장고에서 바로 꺼낸 과일이나 주스, 밀크류 먹기
  - 몸이 냉한 사람, 소화가 잘 안되는 사람은 특히 주의하세요.
- 고단백 고칼로리 음식 섭취
  - 하루 종일 배에 가스가 차고 더부룩해져요.
- 신문이나 휴대폰을 보며 습관적으로 입에 음식을 넣는 습관
  - 음식을 제대로 씹지 않고 삼키기 쉬워 소화가 잘 안돼요.

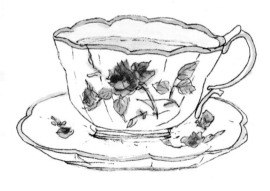

건강을 지키는 아침 루틴

- 따뜻한 물 또는 카페인 없는 허브티 한 잔
- 부드러운 수프 또는 죽
- 부드럽게 데친 채소 또는 채소찜, 채소구이
- 채소와 과일을 통째로 갈아 만든 스무디
- 통곡물, 견과류를 토핑한 과일·채소 샐러드
- 천연 발효식품(낫토, 현미요거트, 천연식초음료)
- 섬유질이 풍부한 고구마, 단호박

아침

———

루틴

01

———

기상 직후, 간을 위한

디톡스워터

매일 아침, 밤새 일하느라 고생한 간을 위로해주는 디톡스워터로 건강 루틴을 시작해보세요.

꿀 또는 죽염(천일염으로 대체 가능)을 조금 넣어주면, 레몬의 강산성(pH2.0~3.0)을 중화해 속 쓰림과 치아의 에나멜층이 벗겨지는 일을 방지할 수 있어요. 또한 꿀의 효능과 자죽염의 효능이 더해지니 일석이조겠지요.(하지만 요즘 기후변화와 살충제 독성, 침입종들 때문에 벌들이 점점 사라지고 있다고 하니, 되도록 꿀 대신 죽염을 사용하면 좋겠어요.) 여기에 통증과 염증을 다스리는 강황을 추가하세요. 강황은 우울증과 불안을 다스리고, 장내 나쁜 미생물을 추적하여 제거해주는 든든한 아군이에요. 이것으로 면역력을 높여주는 디톡스워터 만들기는 끝!

레몬은 전통적으로 자연의학에서 가장 많이 사용하는 디톡스 재료로, 비타민 C가 풍부하고 항산화작용이 뛰어나 젊음과 아름다움, 건강을 한번에 가져다줘요. 매일 마시는 물이니 취향에 따라 자기 입맛에 맞게 조제하는 게 좋아요.

레몬 껍질에는 레몬보다 더 많은 영양소가 들어 있어요. 칼로리는 낮으면서 섬유질과 비타민, 미네랄이 풍부해요. 레몬 껍질의 항균물질은 구강질환과 충치를 예방하고 잇몸을 튼튼하게 해주고, 항산화물질은 면역체계를 바로잡아 질병의 위험을 줄여줘요. 또 담즙산이 잘 배설되도록 하여 혈중 콜레스테롤 수치를 낮춰주고, 담석까지 제거해줘요.

◎ 레몬 껍질 즐기는 레시피

- 레몬 껍질을 살짝 구워, 샐러드나 요거트에 토핑하기
- 껍질을 말린 후 믹서기에 돌려 분말로 분쇄한 다음 양념장, 샐러드에 토핑하거나 소금, 후추와 배합하여 레몬소금후추를 만들어 사용하기
- 레몬 껍질을 가늘게 썰어 말린 후 따뜻한 물에 우려 차로 마시기.
  밀폐 유리병에 담아 보관할 것

간경변증
간염
담석증
소장화애
만피성로
만염성증
우울증
알츠하이머
관동질상맥환
고혈지증
당뇨

재료

레몬 1/2, 강황가루 1/3작은술,
죽염(또는 천일염) 1/2작은술,
온수 200ml

만들기

레몬을 착즙한 후, 강황가루와
죽염을 미지근한 물에 잘 섞어
마셔요. 취향에 따라 양을
조절하세요.

레몬 1/2

강황가루
1/3작은술

죽염(또는 천일염)
1/2작은술

너무 뜨거우면 비타민C가
파괴되니까,
뜨겁지 않은 미지근한 온도로
배부르지 않게 마시는 게 좋아요.

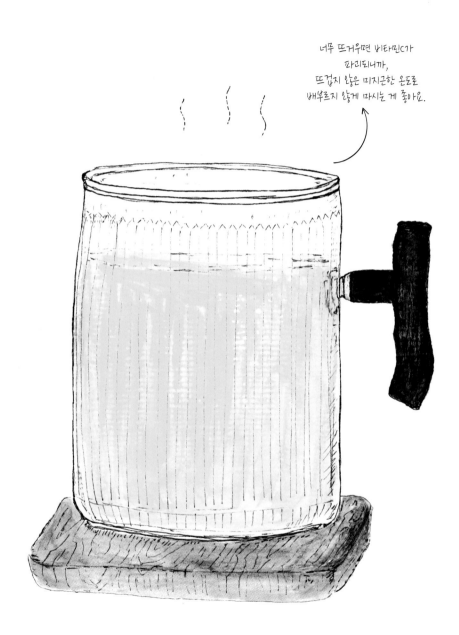

강황의 커큐민 성분은 혈액순환을 원활하게 하고, 혈중 콜레스테롤과 혈압수치를 낮춰줘요. 강력한 항산화작용을 하므로 매일 챙겨먹으면 노화 방지에 아주 좋아요. 특히 커큐민 성분은 염증을 억제, 완화해서 관절염, 류머티스, 알레르기, 심장병, 암 등 다양한 질병에 효과가 있어요. 다만 항응고제를 복용하는 중이라면 주의가 필요해요. 하루 섭취량은 400mg 정도가 적당해요. 강황과 함께 혼용되는 울금은 같은 생강과에 속해요. 둘 다 간을 해독하는 작용을 하고 통증을 다스려요. 한방에서는 몸이 찬 사람에게는 강황을, 몸에 열이 많은 사람에게는 울금을 권해요.

02

———

자연 그대로 즐기는
채소찜

언제 먹어도 속 편하고 영양도 많은 채소찜을 매일매일 즐겨보세요.

재료를 준비하고 손질만 하고 나면, 요리라고 할 것도 없이 아주 간단해요. 찜기에 올려놓고 10분이면 끝나는 요리니까요. 구입할 채소 목록을 만들어서, 채소를 부위(뿌리, 줄기, 열매, 잎채소)별로, 색상(초록, 빨강, 주황, 노랑, 자주색, 검정색, 흰색)별로 다양하게 갖춰두면 좋아요. 접시에 담아만 놓아도 더 건강해지고 젊어질 것 같은 기분 좋은 에너지가 느껴지죠.

소스는 취향에 따라 다양하게 즐겨요.

찌는 시간은 채소 종류에 따라 달라요. 단단한 채소들은 조금 더 쪄야 하지만, 잎채소는 되도록 생으로 드시거나 살짝 데치듯 김으로 익혀줘요. 채소의 색이 선명할 때 불을 꺼서 피토케미컬*을 듬뿍 섭취하는 게 좋아요.

면역력
저 하

위궤양

위 염

십 이
지장염

역류성
식도염

대장암

간경화

췌장염

담석증

과민성
장
증후군

염증성
장질환

암

비 만

* 피토케미컬(phytochemical) : 식물의 향기나 색, 매운맛, 쓴맛 등을 내는 성분을 통틀어 이르는 말로, 세포 손상을 억제하고 면역기능 향상에 도움을 줘요.

채소찜

재료

채소: 브로콜리, 콜리플라워, 당근, 비트, 고구마, 연근, 우엉, 단호박 등

- **드레싱**

  된장 2큰술, 들깻가루 1큰술, 으깬 두부 1큰술, 매실청(또는 조청) 1큰술, 들기름 1작은술, 다진 마늘, 다진 생강, 다진 파 각 1작은술(취향에 따라 다진 고추 추가)

- 드레싱 없이 먹으면, 채소 본연의 맛을 더 즐길 수 있어요.

- 간단하게 참기름+ 발사믹식초에 찍어 먹어도 맛나요.

만들기

① 찜기에 물을 부어 끓인 후, 5~10분간 부드럽게 쪄요.

② 질긴 채소는 조금 오래, 부드러운 채소는 살짝만 쪄요.

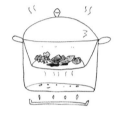

③ **포인트**: 채소 색이 가장 선명할 때 불을 끄세요.

TIP. 채소 데치기와 찌기, 무슨 차이가 있을까요?

데치기는 음식을 끓는 물에 잠깐 담가서 가열하는 방법으로, 음식의 표면을 빠르게 가열하여 식중독균을 제거하고, 식재료의 색과 식감을 살리지만, 영양소가 약간은 파괴되죠.

찌기는 음식을 끓는 물의 증기로 가열하는 방법으로, 음식의 영양소를 그대로 보존하고, 식재료 본래의 부드러운 식감을 살리는 데 효과적이에요.

데치거나 찐 음식 모두 볶거나 튀긴 음식에 비해 소화가 잘되고 칼로리도 낮으니, 데치기와 찌기 둘 다 음식을 좀 더 건강하게 섭취할 수 있는 조리법이에요.

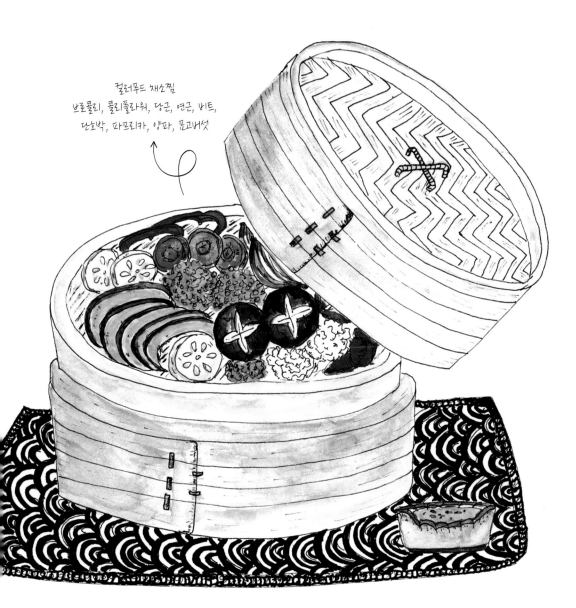

컬러푸드 채소찜
브로콜리, 콜리플라워, 당근, 연근, 비트,
단호박, 파프리카, 양파, 표고버섯

컬러푸드, 색상별로 다양한 성분과 효능

식물의 색을 결정하는 것은 식물성 유용 성분, 피토케미컬이에요. 어떤 성분을
함유하고 있는지에 따라 식품 특유의 색이 결정돼요. 따라서 다양한 색상의
식물을 섭취하면 저마다 다른 효능을 내는 성분을 다양하게 섭취할 수 있어요.
특히 껍질이나 씨, 섬유질 부분에 많으니, 되도록 유기농 식재료를 구입하여
껍질째 먹는 게 좋아요. 유기농 식재료를 구하기 힘들다면 베이킹소다와 소금으로
문질러 표면을 잘 세척한 후 드세요.

한방 이론을 통해 본 음식의 색과 효과

- ● 초록색 음식: 간에 이로워 눈을 밝게 하며, 피를 정화하고, 체내 독소를
  배출시켜요.
- ● 붉은색 음식: 혈압을 조절하며 혈액순환을 도와요.
- ● 노란색 음식: 비위(脾胃, 비장과 위)를 건강하게 만들어 입맛을 돌게 하고,
  기운을 나게 해요.
- ○ 흰색 음식: 폐를 튼튼하게 만들고, 코점막을 강하게 해주고, 면역력을
  높여 감기에 잘 걸리지 않게 해요.
- ● 검은색 음식: 신장과 생식능력을 좋게 만들어 노화를 늦추고, 호르몬을 잘
  돌게 해주며, 생리 기능을 도와요.

재료의 색을 살리는 조리법

- 일부 비타민과 효소 등의 성분은 열에 약해 섭씨 42도 이상으로 올라가면
  파괴돼요.
- 시금치는 데칠 때 소금을 넣어 색이 가장 선명할 때 불을 끄고 나서 찬물에
  헹궈요.
- 브로콜리는 증기에 쪄서 색이 선명한 상태로 조리해요.
- 가지는 보랏빛의 안토시안 색소 성분이 누렇게 바래지 않도록 주의해서
  찌거나 데쳐요.

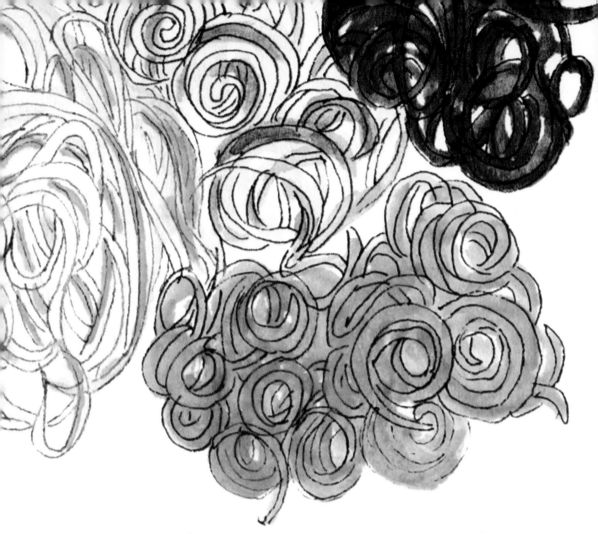

어떻게 먹는 게 좋을까요?

만성질환이나 암을 앓고 있다면 유기농 채소와 과일을 2:1 정도의 비율로 통째로 갈아 하루에 3~5컵 정도 마셔요. 그러면 면역체계가 바로잡히고 체질을 개선하는 데에도 도움이 돼요.

질병 예방을 위해서라면 하루 1~2컵으로 충분해요. 피부가 부드러워지고 맑아져요.

03

———

몸이 냉한 사람을 위한 아침 식사

단호박사과수프

단호박은 언제 먹어도 웬만하면 소화가 잘되는 무난한 식재료예요. 칼로리도 낮아서 다이어트할 때도 요긴하죠. 사과는 성질이 다소 냉한 과일이지만, 따듯한 성질의 단호박과 섞으면 중화되고 상큼한 맛을 더해요. 블렌더에 갈아 스무디 그대로 먹으면 변비에도 좋은 훌륭한 음식이 돼요. 때로는 조금 따뜻하게 즐겨도 좋아요. 갈아놓은 스무디를 따끈하게 데워 죽처럼 먹으면 힐링이 되거든요. 곁들이는 밀크류에 따라 맛도 다양해져요. 코코넛밀크를 넣으면 이국적인 맛을 즐길 수 있죠. 하지만 코코넛밀크는 포화지방이 많고, 당분이 들어간 제품을 구입하면 칼로리가 더 높아지니 주의하세요.

공복 상태에서 어떤 음식을 제일 먼저 먹는지는 생각보다 중요해요. 특히 평소 추위를 많이 타는 사람이 공복에 찬 음식을 먹거나 카페인 음료를 마시면, 추위에 민감해지고 신경은 더 예민해져요. 이런 분들에게는 체온을 올려 기혈 순환을 돕는 부드럽고 따뜻한 식사를 권해요.

어떤 식재료는 우리 몸의 내장 근육을 따뜻하게 덥혀줘서 소화와 순환을 돕고 마음까지 푸근하게 해줘요. 그렇다고 무조건 뜨거운 성질의 식재료나 음식을 먹으면 되는 건 아니에요. 소화 흡수가 잘되는 형태로 섭취해야 하고, 함께 조리하는 식품들끼리도 서로 합이 맞아야 하죠. 아무리 비싼 보석도 옷과 어울려야 빛이 나듯이 말이죠. 특히 소화기능이 약한 사람들은 좋은 성분의 음식을 먹어도 가스가 차고 더부룩해서 소화가 안될 때가 많아요. 이유는 식재료 간의 궁합이 맞지 않았거나, 신경이 예민할 때 먹어서 그래요.

단호박사과수프

재료

찐 단호박 1/2개, 사과 1/2개,
당근 1/4개, 두유(또는
아몬드유나 귀리유) 1컵,
치아씨드 1작은술,
레몬즙(또는 식초) 1큰술,
생강가루 1/2작은술, 소금 조금,
다진 마늘 1작은술

만들기

모든 재료를 믹서에 넣고
갈아주세요.

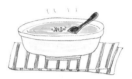

• 더 따뜻하고 부드럽게
먹으려면 냄비에 부어서
한소끔 끓인 후 드세요.

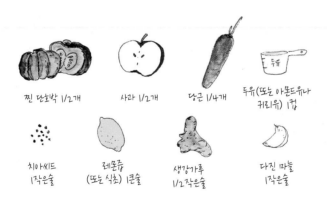

찐 단호박 1/2개 　 사과 1/2개 　 당근 1/4개 　 두유(또는 아몬드유나 귀리유) 1컵

치아씨드 1작은술 　 레몬즙 (또는 식초) 1큰술 　 생강가루 1/2작은술 　 다진 마늘 1작은술

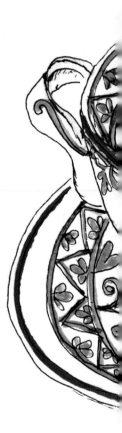

TIP. 생강과 말린 생강은 효능이 조금 달라요.

생강은 소화를 돕고, 살균작용이 뛰어나며, 음식의 잡내를 없애줘요. 몸을
따뜻하게 하고 싶다면 생강보다 '말린 생강[乾薑]'을 추천해요. 가루로 된
제품들이 많으니 갖춰두세요.

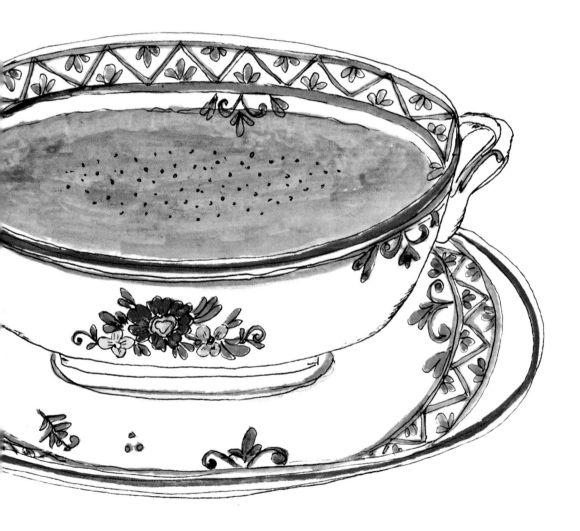

04
—
열 많은 사람들을 위한
그린스무디

몸의 열을 내려주는 채소와 과일을 갈아 마시면 열로 인해 부대끼는 증상을 치유하는 데 도움이 돼요. 만성두통, 안면홍조, 눈의 충혈, 탈모, 고혈압, 고지혈증 등에도 좋아요.

평소에 몸이 냉한 사람이라도 스트레스를 너무 많이 받으면 얼굴이 화끈거리고 달아오를 때가 있어요. 하지만 몸이 냉한 사람이 이 주스를 마시면 설사를 할 수 있어요. 설사를 한 후 열이 떨어지면서 몸과 마음이 나른하게 이완된다면 괜찮아요. 하지만 속이 더 불편하고 컨디션이 떨어진다면 나와는 맞지 않는다는 신호라고 생각하면 돼요.

열이 많은 사람은 대개 더위를 타는 경향이 있지만, 더위를 많이 타는 사람이 반드시 열체질인 건 아니에요. 성격이 급하고 화를 자주 내며, 두통이 잦고, 눈이 자주 충혈되고 땀이 많은 편이라면 이 레시피를 참고해보세요. 대개 열이 많은 사람은 얼굴이 잘 붉어지고, 혈압도 높은 편이에요.

이런 사람들에게는 수분 함량이 많으면서 섬유질이 풍부한 음식이 좋아요. 생채소의 영양성분을 통째로 섭취하는 간단한 식사를 즐기면, 혈압도 떨어지고 장내 환경도 좋아져요. 마음도 느긋해져 성격 좋아졌다는 말을 듣게 되죠. 일주일만 실천해도 몸이 한결 가뿐해지고 에너지가 샘솟는 느낌이 들 거예요.

스무디가 너무 배부르다면, 착즙해서 마셔도 좋아요. 착즙 주스는 영양을 효율적으로 흡수할 수 있는 장점이 있지만 포만감이 덜해요. 반면 스무디는 식이섬유가 풍부하고 부드러워서 식사 대용으로 즐길 수 있을 만큼 포만감을 주지요.

상맥환
관동질
고혈압
고지혈증
만두성통
안충구혈
탈모
당뇨병
심부전
비만취
구비
변화량
소불성로
만피

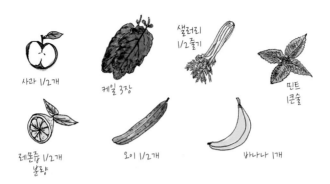

사과 1/2개

케일 3장

샐러리
1/2줄기

민트
1큰술

레몬즙 1/2개
분량

오이 1/2개

바나나 1개

⊙ 그
린
스
무
디

재료

사과 1/2개, 케일 3장
샐러리 1/2줄기, 민트 1큰술,
레몬즙 1/2개 분량, 오이 1/2개
바나나 1개, 물 100㎖

만들기

모든 재료를 믹서에 넣고
갈아주세요.

TIP.

여름에는 생수 대신 탄산수를 넣고, 라임즙을 추가하면 더 상큼하게 즐길
수 있어요. 단, 역류성식도염이나 위염, 위궤양이 있는 분들이라면 탄산수
는 넣지 않는 게 좋아요.
초고속 블렌더를 사용한다면, 얼음을 2~3덩어리 정도 추가하는 게 좋아요.
그러면 블렌더 날이 빠르게 돌아가면서 발생하는 열 때문에 식재료의 영
양이 파괴되는 것을 조금이라도 막을 수 있어요.

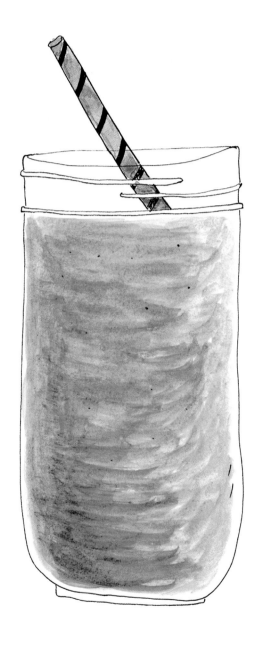

05
—

쾌변을 부르는
두부된장

두부된장은 고혈압, 당뇨, 변비, 뱃살 관리에 탁월한 효과가 있어요. 두부된장을 만들어두면 된장국, 된장찌개, 나물된장무침이나 쌈장, 강된장까지 매우 맛있고 편하게 만들 수 있어서 여러모로 좋아요.

자연의학의 대가, 니시 가쓰조 선생은 "아침을 먹지 않으면 더 건강해진다"고 하셨죠. 니시 선생에 따르면 아침을 먹지 않는 사람들이 먹는 사람들보다 소변으로 더 많은 독소를 배출한다고 해요.

피실험자의 조건	1일 소변 중 독소 배출량
아침, 저녁 두 끼 먹는 사람	66%
1일 세 끼 먹는 사람	75%
점심, 저녁 두 끼 먹는 사람	100%
1일 한 끼 (오후 3~4시) 먹는 사람	127%

자료 출처: 일본 니시의학연구소

하지만 아침부터 두뇌를 많이 사용하는 일을 하거나 학생, 중노동을 하는 분이라면 굶기보다는 소화가 잘되면서 배설에 도움이 되는 아침 식사를 적당량 먹을 것을 추천해요.

콩을 발효시킨 된장, 청국장, 낫토와 같은 식품들은 장을 튼튼하게 하지만, 맛이나 향이 싫어서 먹기가 불편하다는 분들이 많아요. 이런 분들에게 저는 두부된장차를 권해요. 된장 그대로도 맛이 괜찮은 분들은 두부된장차 대신 더 간편한 된장차를 즐기세요.

두부된장차를 만들려면 먼저 두부된장을 담가야 해요. 그런 다음, 매일 아침 편안하게 즐겨보세요.

변 비
고혈압
당 뇨
복 부
비 만
위 염
감염성
질 환
골 다
공 증
골 절
알 츠
하이머
동 맥
경 화
유방암
폐 암
대장암
염증성
장질환
고 지
혈 증

⊙ 두부된장

재료

두부 1모(300g),
된장(재래식된장) 300g,
죽염 또는 굵은소금 조금

만들기

① 두부의 물기를 제거해요.

② 두부를 1cm 두께로 썰어요.

③ 소독한 밀폐유리용기에
  된장→두부→된장→두부
  순으로 차곡차곡 담아요.
  맨 위에는 된장으로
  마무리하고, 죽염이나
  굵은소금을 뿌려 곰팡이
  피는 걸 방지해요.

④ 냉장고에서 15일간
  발효시켜요.

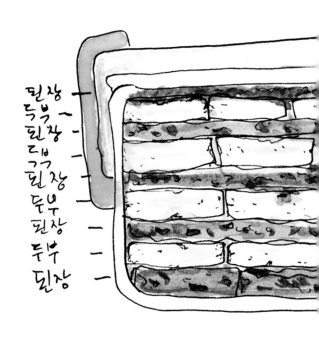

된장
두부
된장
두부
된장
두부
된장
두부
된장

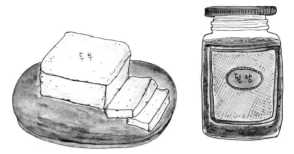

"동량으로 준비해주세요!"

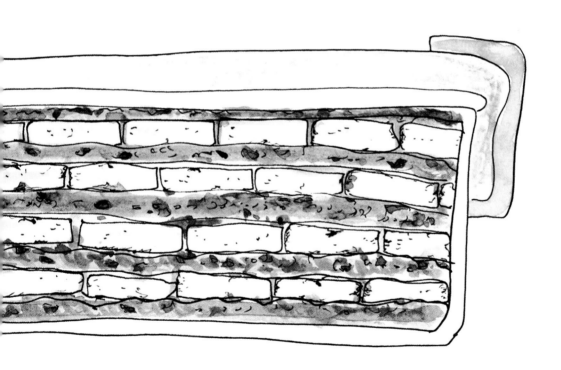

06

—

속 편해지는 힐링티

두부된장차

온수 200ml에 앞에서 만든 두부된장 1/2작은술을 타서 마셔요. 두부된장은 만드는 법이 간단하지만, 그것마저도 귀찮게 느껴진다면, 온수 200ml에 된장이나 국간장을 1/3작은술 정도 타서 마셔도 좋아요. 너무 뜨거우면 효소가 파괴되니까 미지근한 물을 이용하는 게 좋아요.

멀미를 했을 때나 속이 불편할 때, 급하게 속을 진정시켜줄 필요가 있을 때 딱 좋은 차예요.

두부된장차를 마시면 단전부터 따뜻해지는 기분이 들고 마음마저 차분해지죠. 2주 정도 계속 마시면 변비도 해결되고, 뱃살이 쏘옥 들어가요. 한 달 정도 꾸준히 하루 두 번 마시면 혈압도 조절되고, 혈당 수치도 착해지죠.

여행지에서 뭔가 평소 같지 않게 속이 거북한 느낌이 들 때도 좋아요. 그래서 저는 여행 갈 때 작은 유리병에 두부된장을 덜어 휴대해요.

위 염
멀 미
소 화
불 량
감염성
질 환
골 다
공 증
골 절
알 츠
하이머
동 맥
경 화
유방암
폐 암
대장암
염증성
장질환
변 비
고혈압
당 뇨
고 지
혈 증
폐 암

재료

만들기

두부된장 1/2작은술,
온수 200ml

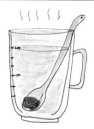

너무 뜨겁지 않은 물에 타서
마셔요.

TIP.

몸이 냉한 사람이라면 생강가루를 1/3작은술 넣어주세요.

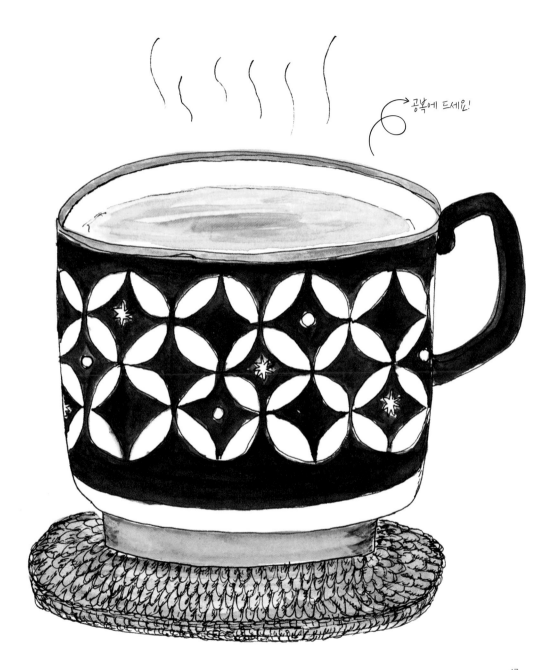

공복에 드세요!

07

———

소화를 돕는 아침 식사

옐로스무디

오렌지의 식이섬유는 소화기 안에서 물과 결합하여 젤 형태로 변해서, 소화 과정을 원활하게 하고, 대변의 부피를 늘려 장운동을 촉진해요. 또 엽산을 비롯하여 비타민C, 칼슘, 칼륨, 마그네슘이 풍부하고, 포만감을 주어 다이어트에도 도움이 되는 착한 과일이에요. 혈관을 튼튼하게 하는 플라보노이드뿐만 아니라 산화스트레스(몸속에 활성산소가 많아져 세포가 손상받는 상태를 이름)와 만성질환으로부터 우리 몸을 보호하는 카로티노이드도 풍부하고, 염증 완화에도 좋은 과일이죠.

수입산 오렌지에 묻어 있을 농약이 걱정된다면, 국산 감귤류로 대체하는 것도 좋아요. 레몬과 마찬가지로, 감귤도 알맹이보다는 껍질에 더 영양분이 더 많아요. 겨우내 귤껍질차를 마시면 면역력이 튼튼해져서 감기에 걸리지 않고, 풍부한 섬유질과 비타민, 무기질 성분 덕분에 살도 안 쪄요.

맛보다 영양을 고려한다면, 유기농 귤을 껍질째 넣어 곱게 갈아서 마실 것을 추천해요. 하지만 매일 먹기 부담스럽다면, 알맹이는 스무디로, 껍질은 잘 말렸다가 차로 즐기면 좋아요

식품들 중에서 노란색을 띤 것들은 소화기능을 향상시키는 데 특히 효과가 있어요. 노란색 색소 성분은 강력한 항암, 항균, 항바이러스, 항알레르기, 항염 작용을 하는데, 대표적으로 카로티노이드와 플라보노이드 성분이 있어요.

소화기가 약한 사람들은 신경을 쓰면 속이 쓰리고 위가 아파요. 가스가 차거나 트림이 나는 일도 잦죠. 이런 사람들은 생각이 지나치게 많고 걱정거리를 스스로 만들기도 해요. 특히 대인관계 때문에 스트레스를 받으면 식사 리듬이 깨지고, 과식이나 폭식을 하기도 해요. 그러고 나면 밥맛이 없어지면서 변비와 설사가 번갈아 나타날 때도 있죠. 과민해서 탈이 나는 거예요. 타고난 성격을 단숨에 바꾸긴 어렵겠지만, 소화기를 편하게 해주는 음식을 꾸준히 먹으면 마음도 몸도 편안해져요.

소화불량
위염
위궤양
역류성식도염
십이지장염
변비
감기
고지혈증
당뇨
만성피로
과민성장증후군
비만

옐
로
스
무
디

재료	만들기
오렌지 1개(또는 귤 2개), 사과 1/2개, 당근 1/4개, 생강 손톱만큼, 강황가루 1/2작은술, 레몬즙 1큰술, 죽염(또는 천일염) 1/3작은술, 물 1/2컵	믹서에 모두 넣어 갈아주세요.

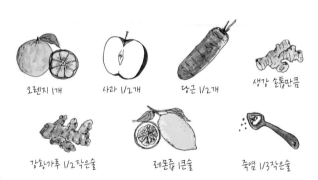

오렌지 1개   사과 1/2개   당근 1/2개   생강 손톱만큼

강황가루 1/2작은술   레몬즙 1큰술   죽염 1/3작은술

TIP.

한방 음양오행 이론에서는 노란색이 우리 몸의 오장육부 가운데 비위(脾胃, 비장과 위)와 관련이 있어서 소화기에 영향을 준다고 이야기해요. 소화기능이 떨어지는 분들은 노란색의 다음 식재료들도 즐겨 드시면 좋답니다.
- 현미, 고구마, 당근, 생강, 옥수수, 콩나물, 귤피, 단호박, 바나나, 노란 파프리카, 대두, 강황

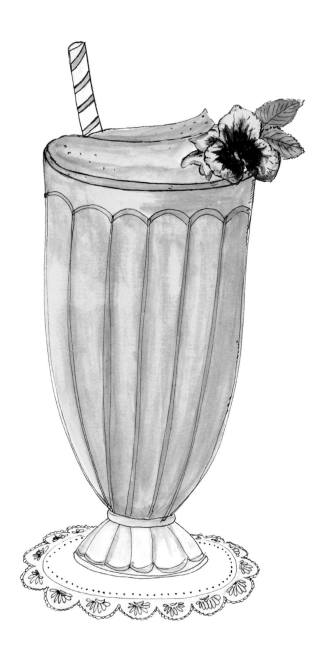

태양에너지가 충만한 낮에는 만물이 생동하고, 몸의 대사과정도 활성화돼요. 이때 15분 이상 햇빛을 보며 몸을 움직여주세요. 이때 선크림을 바르지 말고, 팔과 다리를 햇볕에 노출시켜서 비타민D를 흡수하는 게 좋아요. 일정한 시간에 점심 식사를 하고, 속은 편하고 영양은 풍부한 메뉴들을 골라보세요

점
심

———

점심은
속이 편하면서
영양은 풍부하게!

건강을 해치는 점심 루틴

- 귀찮으면 거르고, 시간 나면 먹는다.
  - 호르몬과 효소가 불규칙하게 분비되어 소화기능이 약해져요.
- 이동하거나 업무를 보면서 먹는다.
  - 신경이 예민해져서 위산이 과다 분비되거나 가스가 차요.
- 대부분 외식을 하고 밀가루 음식을 선호한다.
  - 정제 탄수화물을 많이 섭취해 고혈압, 고혈당, 고지혈증, 비만 등 대사질환에 걸리기 쉬워요.
- 커피와 케이크(또는 떡) 한 조각으로 간단하게 먹는다.
  - 영양이 불균형해지고 몸이 냉해져요.
- 고기 없인 못 살아, 맛집 탐험하며 과식한다.
  - 육류를 소화하는 데 에너지가 많이 드니 식곤증이 와서 두뇌 회전과 집중력이 떨어져요.

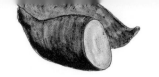
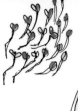

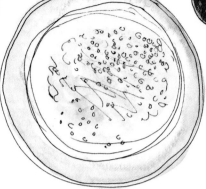
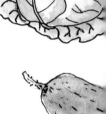

건강을 지키는 점심 루틴

- 아무리 바빠도 점심시간을 정해 매일 규칙적으로 식사한다.
- 소화가 잘되는 음식 위주로 도시락을 챙겨 간다.
- 건강한 식사를 할 수 있는 식당을 검색해서 즐겨 찾는다.
- 배달음식점 중 건강한 식사를 주문할 수 있는 곳을 애용한다.
- 매일 정해진 양만큼 먹고, 식사 후 가볍게 움직인다.

체질별로 추천하는 점심 메뉴

몸이 냉한 사람
- 따뜻한 국과 현미밥, 익힌 채소(나물, 채소찜, 채소구이)
- 뿌리채소가 들어간 비빔밥
- 생강, 마늘, 강황이 들어간 커리류

열이 많은 사람
- 생채식 위주의 가벼운 식사, 과일채소스무디
- 신선한 과일·채소 샐러드와 통밀빵 샌드위치
- 쌈밥 또는 비빔밥(고기, 계란은 제외할 것)

08

———

영양 가득한 점심
새싹채소샐러드밥

새싹채소는 영양이 풍부해요. 태어난 지 얼마 되지 않아 생명력이 제일 강하기 때문이죠. 그래서 젊어지려면 어린 채소(새싹채소)를 많이 먹어야 해요.

특히 만성질환이 있거나 염증이 있는 분들, 감기에 자주 걸리며 쉬이 피곤해지고 짜증을 많이 내는 분들은 새싹채소를 매일 드세요. 항암, 항노화, 항균 작용을 하고 혈액순환을 도와 만성질환을 치유해줘요.

집에서 직접 발아시키는 것도 어렵지 않아요. 수분과 온도를 적정하게 유지해주면 되지요. 다만 한꺼번에 너무 많이 발아시키면 하루 종일 먹어야 하는 부담감에 시달리게 되니, 하루나 이틀에 먹을 만큼만 종류별로 조금씩 시작하는 게 좋아요.

새싹 길이가 5cm 미만일 때 드시고, 색이 선명할 때 수확해요. 샐러드나 비빔밥에 넣어 쉽게 즐길 수 있어요.

염증성 질환

변비

감기

비만

유방암

폐암

만성피로

소화불량

위염

위궤양

고지혈증

고혈압

당뇨

새싹 모둠 1컵

방울토마토 5개

오이
1/4개

노란 파프리카
1/4개

딜
3줄기

으깬 두부 2큰술

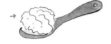

현미 1/2컵,
귀리 1/3컵,
퀴노아 1/2컵

⊙ 새싹채소샐러드밥

재료

새싹 모둠 1컵, 방울토마토 5개,
오이 1/4개, 노란 파프리카
1/4개, 딜 3줄기,
으깬 두부(또는 연두부) 2큰술

∘ 밥
현미 1/2컵, 귀리 1/3컵,
퀴노아 1/2컵

∘ 드레싱
미소된장(재래식된장)
1큰술, 아몬드 가루(또는
아몬드버터) 1큰술,
감식초 1큰술,
조청 1큰술, 다진 마늘
1작은술, 쪽파 1큰술

만들기

① 밥을 지어요.

② 채소는 잘 씻어 준비해요.

③ 두부는 으깨서 물기를
제거해요.

④ 밥 위에(2)와 (3)을 올려요.

⑤ 드레싱을 만들어 따로 또는
같이 즐겨요.

TIP.
생두부가 부담스럽다면, 강황가루를 넣어 노랗게 볶은 두부스크램블을 추
가하세요. 색도 영양도 더 좋아요.

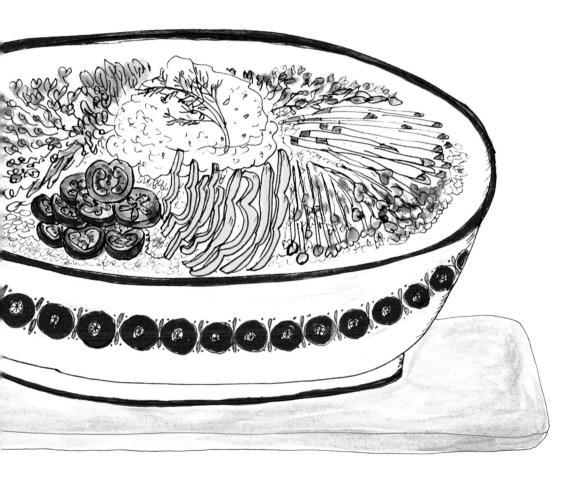

09

——

면역력을 키워주는
표고구이쌈밥

벨기에의 한 대형 쇼핑몰에서 버섯을 잘 먹지 않는 어린이들을 위해, 채소에 이름을 붙여 포장지에 표기했어요. 당근은 '마녀의 빗자루(서양 당근은 잎이 무성해서 붙은 이름)'로, 버섯은 '난쟁이의 오두막'으로 이름을 붙였더니 어린이들에게 인기가 폭발했다고 해요. 채소를 단지 먹거리로만 보지 않고, 서로 교감할 수 있는 통로를 열어 소통하게 했기 때문일 거예요. 그 이야기를 들은 후부터, 저는 표고버섯을 볼 때마다, '난쟁이의 오두막'이 떠올라요. 어딘가 백설공주도 살고 있을 것 같은 작은 숲도 연상되고요.

표고버섯에는 다양한 항암물질이 들어 있어서 암세포 증식과 재발을 억제해요. 혈중 콜레스테롤 수치를 안정화하고 면역력도 튼튼하게 해주고, 풍부한 항산화성분으로 젊음을 유지하게 해줘요. 햇빛에서 잘 말린 표고버섯은 뼈를 튼튼하게 해주는 칼슘의 전구체인 비타민D도 풍부하니, 가루를 내어 국물 요리에 넣어 드세요. 단 통풍이 있는 분들은 퓨린 성분 때문에 요산 수치가 높아질 수 있으니, 적당량만 드시는게 좋아요.

표고버섯이나 송이버섯은 제대로 조리하면 고기 못지않게 식감이 좋아요. 버섯의 향을 살려 조리해야 하고, 팬을 달군 후에 버섯을 넣는 게 좋아요. 버섯은 수분을 많이 함유하고 있어서, 기름 없이도 조리가 가능해요. 버섯 향이 강해지도록 살짝 기름을 둘러주는 것만으로도 충분하죠.

표면이 노릇하게 변하면서 버섯 고유의 맛있는 향이 나면, 소금, 후추를 살짝만 뿌려줘요. 소금을 미리 뿌리면 버섯에서 수분이 빠져나와 물컹해지니, 버섯이 노릇해졌을 때 넣는 걸 추천해요.

면역력 저하
암
골다공증
골연화증
퇴행성 관절염
관동맥 상맥환
뇌졸중
고지혈증
고혈압
당뇨
비만
변비
피부화

재료	만들기
표고버섯 6개, 모둠 쌈채소 1접시	① 표고의 기둥을 제거해요.
	② 십자로 칼집을 내요(약간 도려내면 예뻐요).
◦ 표고드레싱 맛간장 1큰술, 발사믹식초 1큰술, 참기름 1큰술, 다진 마늘 1작은술, 조청 1작은술, 후추 조금	③ 붓솔로 양념을 부드럽게 발라줘요. ④ 팬을 달군 후 앞뒤로 노릇하게 구워주세요.
◦ 양념장 강된장([42. 장을 되살리는 강된장])	

TIP. 양념, 기름 없이 버섯 조리하기

기름은 칼로리가 매우 높아요. 아주 신선한 기름을 구하기도 쉽지 않죠. 일부러 살을 찌우려는 게 아니라면, 기름을 적당량만 사용하는 게 좋아요.

① 일단 팬을 달군 후, 물 1작은술을 팬 위에 떨어뜨려요.

② 물방울이 또르르 하고 굴러다닐 때가 버섯을 넣을 적당한 타이밍이에요.(그 전에 넣으면 맛과 향이 별로예요.)

③ 기름 없이 버섯을 앞뒤로 노릇하게 구워요. 버섯에서 자연스럽게 수분이 빠져나와 향도 좋고 맛도 좋아요.

④ 불을 끄고, 소금, 후추로 간해요.

⑤ 먹기 직전, 들기름이나 참기름을 살짝 둘러줘요. 또는 소금장(참기름에 소금, 후추를 넣은 것)에 찍어 먹어요.

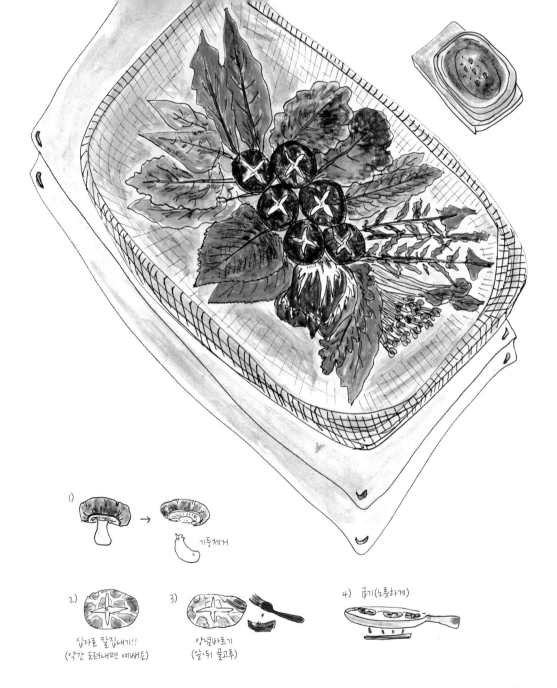

1) 기둥제거

2) 십자로 칼집내기!!
(약간 도려내면 예뻐요)

3) 양념바르기
(앞·뒤 꿀고추)

4) 굽기(노릇하게)

건강한 저녁 식사를 위한 제안

해가 진 후에는 우리 몸의 대사과정도 다소 느려지므로 동적인 활동보다는 정적인 활동을 하고 휴식을 취해주는 게 좋습니다. 음식도 영양은 많으면서 소화가 잘되는 것을 먹는 게 좋아요. 적어도 취침하기 3시간 전에는 식사를 마쳐야 숙면할 수 있어요. 아침에 잘 붓는 분들이라면, 저녁을 더 일찍, 가볍게 드시고, 짠 음식을 피하세요.

저녁에 과식을 하면!
• 숙면을 하기 어려워요.
• 잉여 영양분이 몸에 쌓여 독소를 형성해요.
• 소화가 잘되지 않아 아침 기상 후 붓거나 찌뿌둥해요.
• 살이 찌고, 배가 나와요.

저
녁
—

저녁은 일찍, 가볍게!

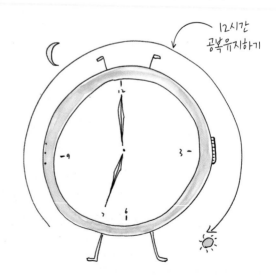

건강을 해치는 저녁 루틴

• 업무가 우선 밥은 뒷전, 시간 날 때 먹는다.

  – 호르몬과 효소가 불규칙하게 분비되어 소화기능이 약해져요.

• 늦은 귀가 후 취침 전에 먹는다.

  – 소화가 잘 안되고, 숙면에 방해가 돼요. 살찌는 지름길!

• 다이어트를 위해 밥 대신 우유와 단백질 파우더를 먹는다.

  – 식욕을 지나치게 억제하면 요요가 올 수 있어요.

• 인스턴트식품으로 간단하게 먹는다.

  – 영양이 불균형해서 면역력이 떨어져요.

• 술과 밥, 고기를 함께 먹는다.

  – 술과 고기, 탄수화물을 같이 먹으면 소화가 안되고, 고열량으로 살이 쪄요.

건강을 지키는 저녁 루틴

• 아무리 바빠도 정해진 시간에 저녁을 먹는다.

• 저녁 식사 후 소화를 시키기 위해 가벼운 산책 또는 집안일을 한다.

• 취침 전 4~5시간 사이에 저녁 식사를 한다.

• 가족과 함께 식사하고, 가끔 스스로 요리한다.

• 채식 위주로 식사하고, 과식하지 않는다.

10

—

만병통치약

미소된장국

우리나라의 전통 된장과 달리 미소된장은 맛이 부드럽고 달아서 서양 사람들도 참 좋아해요. 하지만 발효 기간과 영양성분을 고려하는 사람이라면, 한국 된장을 더 우러러볼 거예요.

미소된장은 누룩곰팡이 중 황곡균으로만 발효를 시켜요. 대두에 쌀누룩, 보리누룩, 콩누룩 등 섞는 곡물에 따라 이름과 발효 기간이 달라지는데, 오래 숙성시킬수록 색이 진해지고 짠맛도 강해져요. 부드럽고 대중적인 맛에 노란빛이 감도는 시로미소는 숙성 기간이 1~2개월 정도예요.

그에 비해 한국 된장은 곡물을 섞지 않고 콩 100%로 만들고, 황곡균 외에도 고초균, 젖산균, 누룩곰팡이 등의 복합균과 곰팡이, 효모로 최소 6개월 이상 발효시켜요. 일단 메주를 소금물에 넣어 숙성 발효시키는데, 메주 제조 과정까지 합치면 1년 이상이 걸리는 장기 프로젝트예요. 복합균들이 1년 이상 숙성되고 발효되면서 제대로 익은 된장은 그 자체가 보약이에요.(두부된장을 추천하는 이유가 여기에 있어요.)

초보들도 맛나게 미소된장국을 끓이는 비법은 재료를 참기름에 넣어 볶는 거예요. 어떤 사람들은 미소된장만으로도 충분한데, 왜 참기름에 볶느냐고 할지 모르지만, 이 미소된장국을 먹어본 사람들이 대부분 저에게 레시피를 물어봤어요.

위 염
위궤양
역류성
식도염
십이지
장 염
크론씨
병
과민성
장
증후군
고 지
혈 증
고혈압
담석증
우울증
신 경
불 안

⊙ 미소된장국

재료

두부 1/4모, 양파 1/4개,
감자 1/4개, 표고버섯 2개,
애호박 1/5개, 미소된장 1큰술,
다진 마늘, 다진 생강,
다진 쪽파 각각 1작은술,
참기름 1큰술, 물 500ml,
표고버섯 1~2개(또는 표고버섯
가루 1작은술)

만들기

① 양파와 표고버섯은 채 썰고,
감자, 호박, 두부는 비슷한
크기로 작게 썰어줘요.

② 냄비에 참기름 1큰술과
양파, 마늘, 생강을 넣고
볶아준 다음 미소된장과
감자, 표고버섯을 넣어 한 번
더 볶아요.

③ 물을 붓고 끓여요.

④ 팔팔 끓으면 불을 줄이고
두부를 넣은 후, 채소가
완전히 익을 때까지
3~5분간 더 끓여요.

⑤ 그릇에 담고 다진 쪽파로
장식해요.

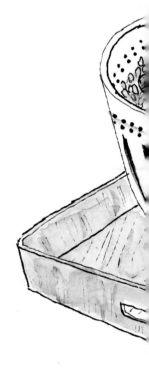

TIP.

기름을 넣지 않고 담백하게 먹고 싶다면, 다른 재료들을 먼저 익힌 후, 미
소된장은 맨 마지막에 풀어 간을 맞추는 게 좋아요. 하지만 든든한 수프처
럼 푸짐하게 즐기고 싶다면 이 방법을 추천해요.

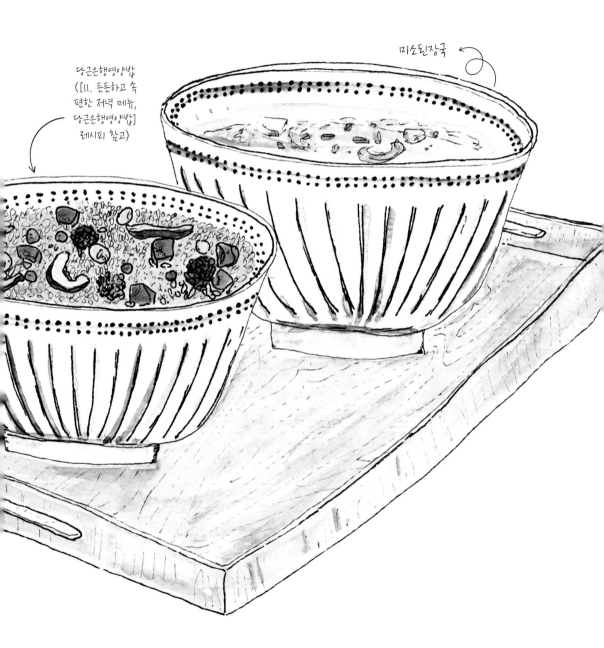

당근은행영양밥
([11. 든든하고 속
편한 저녁 메뉴,
당근은행영양밥]
레시피 참고)

미소된장국

II

—

든든하고 속 편한 저녁 메뉴

당근은행영양밥

엄마가 해주신 맛있는 음식을 떠올려보라고 누군가 질문한다면, 제일 먼저 떠오르는 메뉴가 '당근볶음밥'이에요. 엄마는 항상 당근을 볶으시며 "엄마가 맛있는 거 해줄게~"라고 말씀하셨어요. 기름에 당근을 노랗게 볶는 소리와 고소한 향에 침이 고이고, 당근볶음밥을 입에 넣었을 때의 기분은 정말 최고였어요.

비타민과 무기질, 식이섬유가 풍부한 당근은 혈압과 혈당을 안정화시키고 장운동을 활발하게 해서 변비에 좋은 식재료예요. 비타민A의 전구체인 베타카로틴이 풍부해서 시력을 좋게 하고, 성장 발달을 촉진하고 면역력을 강화시켜주는 좋은 식품이죠. 나쁜 콜레스테롤 수치를 낮추고, 혈류를 개선하고 항암 효과도 있어요. 매끈하고 깨끗한 피부를 갖고 싶다면, 당근을 자주 드세요. 당근의 비타민A는 지용성이라 기름과 함께 요리해야 흡수가 잘돼요. 그래서 영양밥 위에 드레싱을 곁들일 때 참기름이나 들기름을 몇 방울 넣어 즐기면 좋아요.

은행에는 폴리페놀 계열의 징코플라톤 성분이 들어 있어, 지방을 분해하고 혈전(혈관 내 혈액이 굳어 뭉친 덩어리)을 막아줘요. 고혈압, 심근경색, 동맥경화 등의 심장질환과 뇌질환을 예방해줄 뿐만 아니라 독소를 잘 배출해주고, 불면증과 피로 해소에도 좋아요. 한방에서는 주로 오래된 기침을 다스리는 약으로 쓰여요. 잘 볶아서 겨우내 매일 4~5알씩 꾸준하게 섭취하면 기관지를 튼튼하게 해주고 잔기침과 천식, 오랜 가래로 답답한 증상을 개선해줘요. 감기 뒤에 기침이 잘 떨어지지 않는다면, 은행을 며칠간 10알씩 구워 드세요.

위염
천식
만성염증
허약체질
고혈증
고혈압
말초동맥질환
뇌졸중
뇌경색

재료

당근 1/2개(또는 베이비당근
3개), 표고버섯 1줌,
브로콜리 1/10개,
컬러콜리플라워 1/10개,
은행 1큰술, 완두콩 2큰술,
강황가루 1작은술,
발아현미 1컵

∘ **양념장**
[9. 면역력을 키워주는
표고구이쌈밥]의 표고드레싱
사용

만들기

① 당근은 1~2cm 크기로 작게
잘라줘요.(베이비당근은
세로로 이등분해요.)

② 표고버섯은 가닥가닥
찢어서 준비해요.

③ 브로콜리, 콜리플라워는
작은 송이로 분리해요.

④ 발아현미(발아시키는 법은
182쪽 참고)를 잘 씻어
냄비에 담은 후 밥을 지어요.

⑤ 뜸을 들일 때, 준비한 채소를
넣어줘요.(미리 넣으면 색이
바래고 풍미가 사라져요.)

⑥ 양념장을 곁들여 즐겨요.

TIP.

은행을 많이 먹으면 독성반응이
나타나요. 하루에 10알 이상을 넘
기지 않는 게 좋고, 익혀서 먹어
요.(어린이는 2~3알 정도가 적당
해요.)

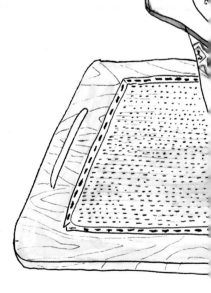

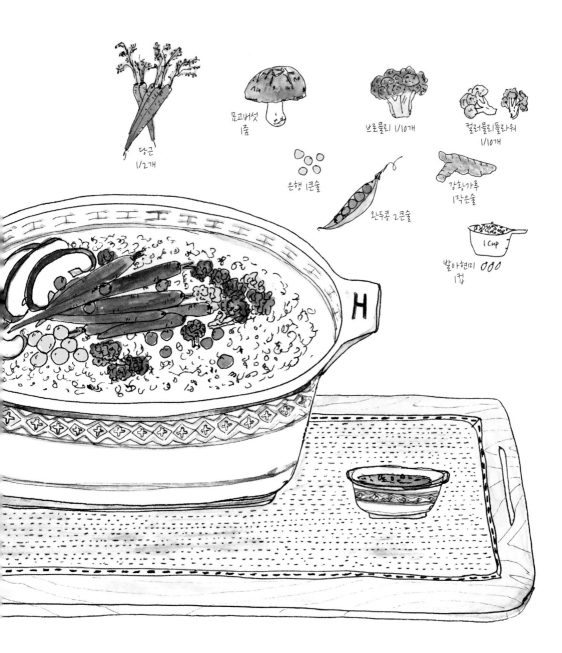

당근
1/2개

표고버섯
1줌

브로콜리 1/10개

컬러브로콜리플라워
1/10개

은행 1큰술

완두콩 2큰술

강황가루
1작은술

1 cup

발아현미
1컵

12

——

영양 가득한 다이어트식

뿌리채소영양밥

칼로리는 낮으면서 기운이 불끈 나게 하는 한 끼 식사를 하고 싶다면, 뿌리채소영양밥을 권하고 싶어요. 만드는 방법은 아주 간단하지만, 재료를 미리 손질해야 하죠. 모든 재료를 씻어서 한 번 먹을 분량씩 소분한 후, 나머지는 냉동실에 보관해두면 자주 즐길 수 있어요.

연근은 칼로리가 낮아서 체중 조절할 때 좋아요. 혈당지수도 낮아서 당뇨가 있는 분들도 좋아요. 위장 약한 분들도 소화가 잘되니 자주 드실 수 있어요. 비타민C도 풍부하고 대장암도 예방해줘요.

고구마는 살 안 찌는 착한 식재료로 유명하죠. 고혈압, 당뇨, 변비에도 좋아요. 다양한 요리로 응용할 수 있어서 집에 쟁여두고 먹으면 좋아요. 아침 식사 대용으로 찐 고구마를 한 개씩 드시면 변비를 예방해주고, 장을 튼튼하게 만들 수 있어요.

비트는 '혈관 청소부'로 알려져 있죠. 항산화성분인 '베타인'이 풍부해서 노폐물과 콜레스테롤을 배출해주기 때문이에요. 혈압도 안정적으로 조절해주고, 항암작용도 해요. 갱년기 여성은 당근과 함께 먹으면 여성호르몬을 보충하는 효과도 볼 수 있죠.

연근, 당근, 고구마, 비트는 모두 다이어트에 도움이 되면서도 속을 편하게 해줘요. 함께 먹으면 효능이 더욱 증가해요.

'땅속의 보약'이라 불리는 뿌리채소는 흙의 영양분을 풍부하게 함유하고 있어요. 그래서 되도록 유기농산물을 이용하는 게 좋아요. 건강한 땅에서 자란 채소를 먹으면 면역력도 튼튼해지고, 잔병치레도 하지 않아요.

재료

만들기

연근 1/3개, 비트 1/4개,
당근 1/4개, 완두콩 1큰술,
고구마 1/3개, 발아현미 1/2컵,
통율무 1/3컵, 귀리 1/3컵

◦ 양념장
  맛간장 1큰술,
  발사믹식초 1큰술(없으면,
  조청＋사과식초 각 1큰술),
  다진 마늘 1작은술,
  다진 파 1작은술,
  다진 생강 1/3작은술,
  맛술, 참기름 1큰술,
  통깨 1작은술

① 연근은 모양대로 얇게 썰고,
   비트, 당근, 고구마는 1cm
   큐브 크기로 썰어줘요.

② (1)을 찜기에 넣어 익혀줘요.

③ 밥을 지은 후, 뜸을 들일
   때 (2)를 넣어주면 선명한
   색감으로 즐길 수 있어요.

④ 양념장을 곁들여요.

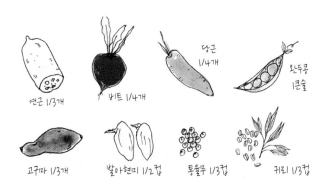

연근 1/3개　　비트 1/4개　　당근 1/4개　　완두콩 1큰술

고구마 1/3개　　발아현미 1/2컵　　통율무 1/3컵　　귀리 1/3컵

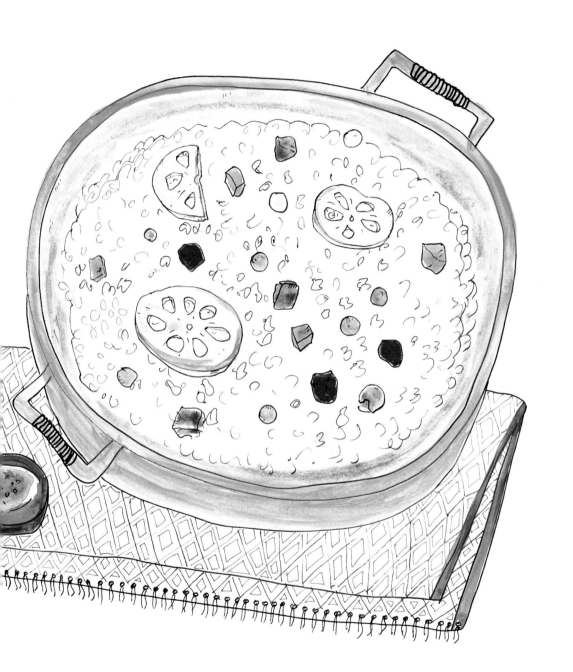

13

—

속 편한 포만감을 선사하는
우엉들깨탕

이눌린 성분이 풍부한 우엉은 혈당을 안정시키고, 장을 튼튼하게 하며, 해독작용이 뛰어난 식재료예요. 성질이 다소 차서 몸이 냉한 체질이라면 한번 볶아서 드시거나, 따뜻한 식재료와 함께 조리하는 걸 권해요.

우엉은 감기, 당뇨, 염증질환에도 효과가 있고 퇴행성관절염으로 고생하는 분들한테도 좋아요. 이뇨작용을 하고, 허리와 무릎을 튼튼하게 하죠. 골다공증이 있는 분들이라면 애용해보세요. 하지만 평소 몸이 냉하고 설사를 하는 사람들은 장복하거나 한 번에 많은 양을 섭취하지 않는 게 좋아요.

들깨는 오메가-3가 풍부해서 혈관을 건강하게 하고, 콜레스테롤 수치를 안정화시키므로 동맥경화, 고혈압, 고지혈증이 있는 분들이 드시면 좋아요. 항산화작용도 뛰어나서 피부를 젊게 만들어주고, 노화를 늦춰줘요. 다만 칼로리가 높으니 너무 많이 먹지 않도록 조심하세요.

우엉들깨탕 한 그릇 먹고 나면 속이 편안하고 따뜻하면서 포만감이 느껴져서 잘 쉬고 난 후의 기분이 들 거예요. 이완되고 안정된 기분은 스트레스를 풀어주고, 숙면을 도우면서 신진대사를 정상적으로 회복시켜줘요.

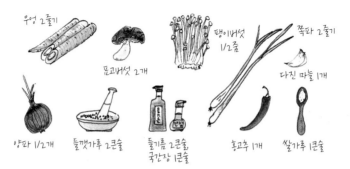

우엉 2줄기

표고버섯 2개

팽이버섯 1/2줌

쪽파 2줄기

다진 마늘 1개

양파 1/2개

들깻가루 2큰술

들기름 2큰술
국간장 1큰술

홍고추 1개

쌀가루 1큰술

⊙ 우엉들깨탕

재료

우엉 2줄기, 표고버섯 2개,
쌀가루 1큰술, 채수 2와 1/2컵,
팽이버섯 1/2줌, 양파 1/2개,
쪽파 2줄기, 들깻가루 3큰술,
들기름 2큰술, 국간장 1큰술,
홍고추 1개, 다진 마늘 1개

○ 채수

마른 표고버섯 2~3개,
다시마 10×10cm 2장, 물
1리터를 넣어 끓인 후, 약불로
줄여 20분간 더 끓여줘요.
사용하고 남은 채수는 냉장
보관해요.

만들기

① 우엉을 어슷썰기하여
식촛물에 30분 동안 담가
갈변을 방지하고 떫은맛을
제거해요.

② 냄비에 국간장, 들기름을
넣고 양파, 우엉, 표고버섯을
볶아주세요.

③ 채수 2컵을 넣어 끓여줘요.
팔팔 끓인 후 불을 줄여
약불로 15분 더 끓여줘요.

④ 채수 1/2컵에 들깻가루와
쌀가루를 풀어 국물을
걸쭉하게 만든 다음 5분간
더 끓여요.

⑤ 다진 마늘과 팽이버섯을
넣어 1~2분간 더 끓인 후,
소금으로 마무리 간을 해요.

⑥ 쪽파와 홍고추 고명을 얹어
멋을 내줘요.

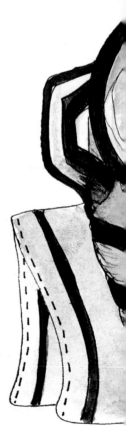

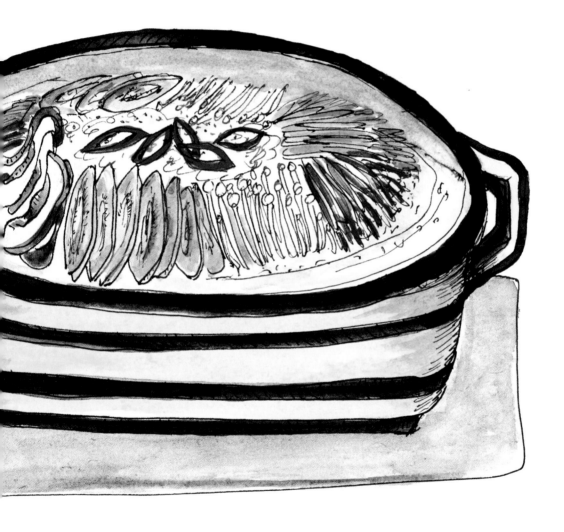

저녁
—
루틴

14
—
간편하게 즐기는 건강한 한 끼
구운채소 플레이트

반찬이 마땅치 않거나 갑자기 손님이 찾아온다고 할 때, 건강한 한 끼를 먹고 싶지만 복잡한 요리는 싫을 때 제일 좋은 답은 언제나 구운 채소!

채소를 구우면 일부 수용성 영양소들, 예를 들어 비타민C나 일부 비타민B군은 파괴되지만, 채소의 영양성분이 인체가 흡수하기 쉬운 상태로 변해요. 예를 들어 토마토를 생으로 먹는 것보다 기름을 곁들여 구우면 심혈관계 질환을 예방, 치료하는 리코펜을 더 잘 흡수할 수 있어요. 당근은 생으로 먹으면 베타카로틴의 체내 흡수율이 약 8%이지만, 기름과 함께 먹으면 60~70%로 높아져요.

채소를 찌는 것도 좋아요. 채소를 찌면 열에 노출되는 시간이 상대적으로 짧아서 영양소가 덜 파괴돼요. 그러니 때로는 맛을 위해 구워 즐기고, 때로는 영양을 위해 생으로 또는 쪄서 상을 차리세요.

채소구이는 요리라기엔 너무 단순하지만, 가지각색의 색감과 다양한 맛으로 상당한 만족감을 줘요. 다채로운 색감과 맛을 즐기려면 채소를 선택할 때 색상별로 다양하게 준비해야 해요.

곁들이는 허브는 로즈메리, 타임 외에도 오레가노, 바질, 세이지, 고수, 파슬리, 회향 등 다양해요. 다만, 계피는 향이 너무 강해서 채소 본연의 향을 해칠 수 있으니 권하지 않아요.

오일을 채소 표면에 발라 구우면 채소의 영양소가 휘발되는 것을 막을 수 있고 풍미와 식감이 더 좋아지지만, 칼로리가 높으니 표면 코팅용으로 소량만 사용하는 게 좋아요. 기름과 열이 만나면 몸에 해로운 활성산소와 발암물질(아크릴아마이드, 과산화지질), 트랜스지방이 생성되어 콜레스테롤 수치를 높이고 노화의 원인으로 작용해요. 특히 염증이나 심혈관계질환이 있는 사람이라면 오일은 되도록 적게 사용하는 게 좋아요.

고혈압
관동질 상맥환
변비 비만
비피노 부화
골공 다증
전립선비대증
빈혈
당뇨
고혈 지증

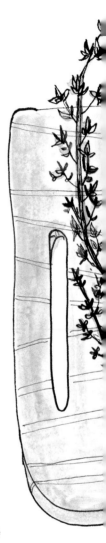

⊙ 구운 채소 플레이트

재료

표고버섯, 가지, 적양파,
파프리카, 당근, 옥수수,
마늘 등등

○ 허브
로즈메리, 타임

○ 디핑소스
다진양파 2큰술, 토마토케첩
3큰술, 조청 2큰술, 맛간장
1큰술, 레몬즙 2큰술,
고춧가루 1/2작은술,
다진 마늘 1개
(취향에 따라 토마토케첩이나
조청의 양을 조절하거나
빼도 좋아요.)

만들기

① 채소를 모양이 나게
   썰어줘요.

② 오븐을 예열한 후,
   200도(480℉)에서 20분간
   구워요.(미리 팬 바닥에
   오일을 발라줘요.)

• 에어프라이어 사용 시,
  예열 후 180~200도에서
  10~15분(채소 종류에 따라
  시간 조절)

• 그릴팬에서 구우면 모양이 더
  예뻐요.

• 일반 팬에서 구워도 괜찮아요.
  미리 소금, 후추로 간을 해도
  되지만, 디핑소스가 있으니
  간을 하지 않아도 좋아요.

TIP.

오븐을 사용하지 않고 팬에서 조
리할 경우에는, 센불에 구워야 제
맛과 향이 나요.
일단 팬을 데운 다음 오일을 1큰술
둘러주고, 채소를 넣어 앞뒤로 노
릇하게 구워요. 그릴팬에 구우면
채소 표면에 그릴 자국이 생겨 더
맛나 보이죠. 소금, 후추 간은 맨 마
지막에 하는 게 좋아요.

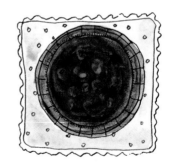

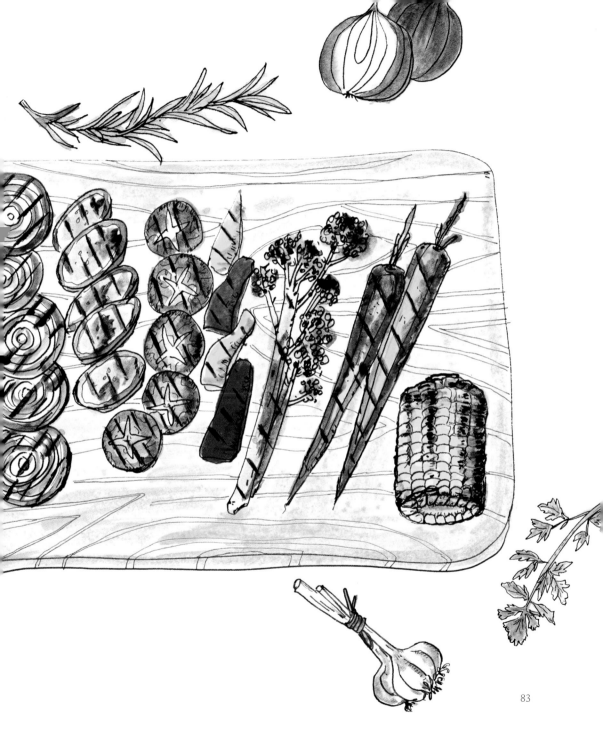

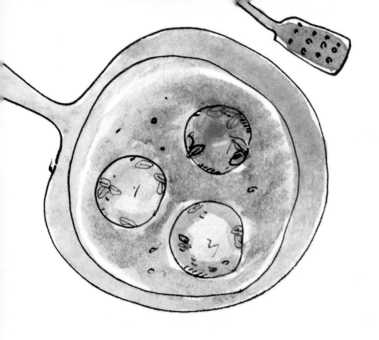

<u>튀김</u>

튀김은 고온에서 가열하기 때문에 발연점이 높은 오일을 사용하는 게 좋아요.
발연점이 높은 오일은 고온에서 타지 않고, 튀김옷이 바삭하게 익어 더 고소해요.
– 카놀라유, 해바라기씨유, 포도씨유 등

<u>볶음</u>

볶음은 비교적 낮은 온도에서 가열하기 때문에 발연점이 낮은 오일을 사용하는
게 좋아요.(고온으로 볶는다면 튀김용 오일을 사용하세요.) 발연점이 낮은 오일은
음식의 풍미를 더해주고, 볶은 음식의 색을 살리는 데 도움을 줘요.
– 올리브유, 참기름, 들기름 등

<u>무침</u>

열을 가하지 않으므로 어떤 오일도 상관없어요. 다만, 고소한 맛을 더하고 싶다면
참기름이나 들기름을, 파스타나 샐러드에는 올리브오일을 사용하면 좋아요.

올리브오일

체내 나쁜 콜레스테롤 수치를 낮춰주는 오메가-9이 풍부하고 항산화성분인
폴리페놀도 많이 들어 있어요. 주로 생으로 먹는 요리에 적합해요.

현미유

발연점이 높고 기름 흡수가 적어서 튀김 등 고온 조리에 적당해요. 비타민E가
풍부하고 항산화성분인 감마오리자놀도 많이 들어 있어요.

코코넛오일

중쇄 중성지방산(MCT)이 풍부해서 체지방을 분해해주니 적당량 섭취하면
체중감량에 도움이 돼요. 그렇지만 칼로리가 높고 포화지방이 많아 콜레스테롤이
높은 분들은 주의해야 해요. 발연점이 171도로, 튀김요리보다는 저온에서 볶는
요리, 샐러드드레싱이나 베이킹에 사용해요.

참기름

리그난 성분이 풍부해서 혈관에 탄력을 주어 피부미용에 좋고 혈중 콜레스테롤
수치를 낮춰주고 동맥경화 예방에 좋아요. 나물을 무칠 때 사용하면 좋아요. 다만
칼로리가 높아서 많이 사용하면 살이 찔 수 있어요.

들기름

오메가-3가 풍부해서 심혈관질환
개선, 두뇌 발달에 도움을 주고
항염증, 항비만 작용도 탁월해요.
샐러드나 나물무침용으로 적당해요.

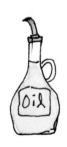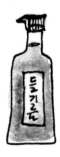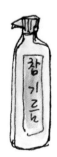

Magic Spoon

———

Treating Symptoms with Targeted Recipes

O2

증상별 레시피

나이가 들수록 모든 기능이 조금씩 예전만 못해져요. 그래서 기능이 저하되는 만큼 욕심을 내려놓고 나에게 맞는 생활방식을 찾는 데 신경 쓰는 게 좋아요. 입에만 즐거운 음식을 찾으면 속이 불편해질 때가 점점 많아지니까요. 이제부터는 어떤 음식을 먹을 때 내 몸이 편안해지는지 스스로에게 물어보세요.

같은 채소를 먹더라도 영양성분이 더 잘 흡수되도록 먹어야 해요. 강한 불에 오래 조리하기보다는 수분을 가하여 짧은 시간 데치거나 찌는 방식이 채소의 영양을 살려 먹기에 제일 좋은 방법이에요. 과일의 영양을 최대한 섭취하려면 껍질째 통째로 먹는 게 좋아요. 채소와 과일을 선택할 때는 색이 진할수록, 향이 강할수록 영양이 풍부해요. 만약 신선하고 향이 강한 재료를 구하기 어렵다면, 말린 채소 또는 냉동 채소를 이용해도 좋아요. 채소는 묵직할수록 영양이 많으니까 쇼핑할 때 과일과 채소를 들어보고 무거운 것을 고르세요.

각각의 영양소마다 소화되는 시간이 달라요. 단백질은 위에서 분비되는 위산에 의해 소화가 시작되는데, 고단백 식품들은 각각 따로 먹는 것이 좋아요. 예를 들어 콩과 유제품을 같이 섭취하면 소화가 덜 되는데, 콩과 유제품에 함유된 단백질을 분해하는 효소가 달라서 에너지 소모가 많아지기 때문이에요.

탄수화물 음식을 먹을 때는 소화가 잘되는 것부터 먹는 것이 좋아요. 과일에 들어 있는 탄수화물은 곡류의 탄수화물보다 소화가 잘되고, 수분이 많은 잎채소나 열매류도 통곡류의 탄수화물보다 소화가 빨리 돼요.

탄수화물과 단백질을 같이 먹는 것은 소화 과정을 복잡하게 만들어요. 두 가지를 동시에 소화할 수 있도록 돕는 효소는 없기 때문이에요. 두 가지를 동시에 섭취하면 단백질 분해효소와 탄수화물 분해효소가 동시에 분비되어야 해서 소화 과정이 복잡해지고, 에너지도 두 배로 들어 소화기능이 약한 사람들은 식후 졸음이 쏟아지거나, 일시적으로 에너지가 떨어지는 기분이 들어요.

탄수화물 중에서 설탕은 의외로 소화하는 데 시간이 오래 걸려요. 특히 치즈, 버터, 설탕을 듬뿍 넣어 만든 치즈케이크처럼 단백질과 설탕이 함께 들어간 음식은 소화가 잘 안돼요.

지방은 다른 영양소보다 소화하는 데 시간이 오래 걸려요. 지방과 단백질, 또는 지방과 탄수화물을 같이 먹으면 소화가 잘 안돼요. 그렇지만 녹색 채소류와 지방은 함께 먹어도 소화가 잘돼요. 그래서 기름이 많은 음식을 먹을 때는 쌈을 싸서 먹되, 밥이나 빵 종류와는 따로 먹고, 콩이나 치즈류와도 따로 먹는 게 좋아요.

같은 음식을 먹어도 어떤 사람은 50세에 죽고 어떤 사람은 100세까지 살아요. 부모에게서 좋은 유전자를 물려받으면 몸에 이로운 음식에 더 잘 반응하고, 더 잘 흡수하기도 하고, 반대로 나쁜 유전자를 물려받으면 병에 취약해지기도 하기 때문이에요. 하지만 어떤 음식을 어떻게 먹는지에 따라 유전자 발현이 억제되거나 활성화돼서 더 건강해지기도 하고 더 안 좋아지기도 해요.

증상별로 도움이 될 만한 레시피들을 소개할게요. 조리 방법이나 구성된 재료들은 취향에 따라 변경해서 응용해도 돼요. 중요한 것은, 이런 음식들을 꾸준하게 일상에서 즐기는 거예요. 어쩌다 한 번 만들어 먹는 행사용 음식이 아니라, 습관처럼 익숙하게 먹는 속 편한 음식들이 되면 좋겠어요.

15

———

염즘 잡는
강황라떼

음식을 통해 병을 고치려면, 무조건 건강만 따질 게 아니라 맛도 고려해야 해요. 맛이 있어야 매일 먹어도 질리지 않고, 맛있어서 자꾸 먹고 싶다면 저절로 병이 나을 테니까요.

위와 장을 튼튼하게 해주고 노화를 방지하면서 염증 관리도 해주는 강황은 매일 챙겨 먹으면 좋은 필수 식재료예요. 저는 가족이나 지인들이 컨디션이 자꾸 떨어지면서 몸의 여기저기가 쑤신다고 하면, 강황라떼를 하루에 두 번 꾸준히 마시라고 권한답니다.

전 세계 강황의 80%를 소비하는 인도는 알츠하이머 발병률이 세계에서 가장 낮은 국가예요. 강황에 들어 있는 노란색 커큐민이 알츠하이머 환자들의 뇌에서 발견되는 아밀로이드판의 형성을 막아주는 덕분이죠. 생강황은 보통 생강 대용으로 사용하지만, 우리 몸이 흡수하기 어렵고 빠르게 대사되기 때문에, 가루나 추출물로 이용하는 게 좋아요. 밥물에 1작은술을 넣어 노랗게 강황밥을 지어도 좋아요. 기름이나 견과류와 함께 조리하면 흡수율이 높아져요. 강황을 꾸준히 섭취하면 당뇨, 혈압, 고지혈증, 동맥경화증도 완화되고 관절 통증에도 도움이 돼요.

강황과 비슷하게 생긴 생강도 염증을 다스려주고 소화기능을 높여주는 가정 상비약 같은 존재예요. 생강시럽은 목의 통증을 완화하고 혈액 속에 뭉친 독소를 풀어주는 작용을 해요. 생강즙에 레몬과 죽염을 넣어 마시면 멀미하듯이 어지럽거나 메슥거리는 증상을 다스릴 수 있어요. 껍질째 조리해도 무난하지만, 껍질을 벗기면 따뜻한 성질이 한층 더 강해져요. 관절염, 인후염, 위염으로 고생하는 중이라면 강황라떼를 하루 두 번 따뜻하게 마시면 좋아요. 레몬즙을 곁들여도 좋아요. 몸에 열이 많다면 계핏가루는 빼고, 생강가루의 양을 줄이세요.

강
황
라
떼

⊙

재료

생강가루 1/2작은술, 강황가루
1/2작은술, 계핏가루 1/2작은술,
죽염 1/2작은술(조청은 취향껏),
아몬드밀크(또는 다른
비건밀크) 200~250ml

만들기

따끈하게 데운 비건밀크에
허브가루와 죽염을 타서
드세요.

매일 한 잔씩 따끈하게 드세요.
염증이 심하거나 감기에
걸렸을 때는, 하루에 두 잔
드세요.

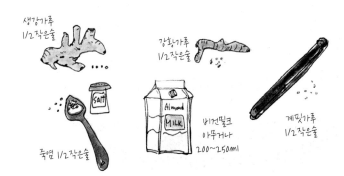

생강가루
1/2작은술

강황가루
1/2작은술

죽염 1/2작은술

비건밀크
아무거나
200~250ml

계핏가루
1/2작은술

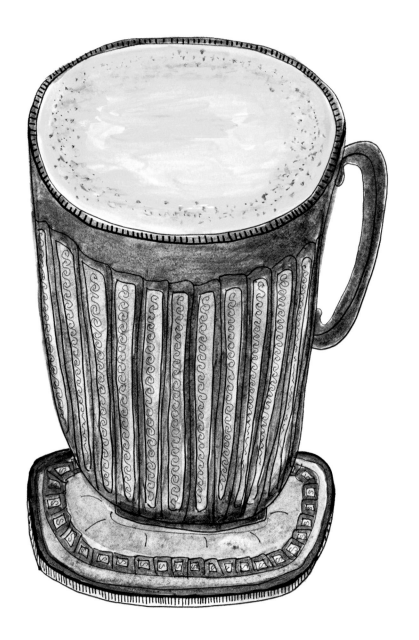

16

—

생리전증후군에는
블루베리오트팬케이크

가임기 여성들이 평소보다 조금 까칠하게 군다면, 생리 전이거나 생리 기간 일 경우가 많아요. 생리 전에는 호르몬 변화로 감정적으로 다소 우울해지고, 컨디션도 떨어지거든요. 무월경이 1년간 지속되는 완경기 여성들에게 나타나는 심리적 불안정과 잦은 짜증도 마찬가지 이유예요. 그래서 스스로를 돌보는 노력이 필요해요. 블루베리오트팬케이크는 자신을 위로해주고 싶을 때 안성맞춤인 달달한 레시피예요.

블루베리를 꾸준히 섭취하는 여성은 보통 사람들보다 2년 6개월 정도 뇌가 젊다고 해요. 블루베리에 들어 있는 항산화성분, 안토시아닌이 두뇌기능을 활성화해서, 기억력을 향상시키고, 우울증에도 도움을 주기 때문이에요. 블루베리를 비롯한 딸기, 오디, 크랜베리, 산딸기 등 대부분 베리류에는 항산화성분이 풍부해서 뇌와 심장, 그리고 피부를 젊게 만들어줘요.

귀리는 탄수화물과 섬유질이 풍부하고, 다른 곡물보다 단백질과 지방 함량도 높아요. 비타민과 미네랄도 다양하게 함유되어 있고, 항산화물질이 많이 들어 있어서 생리 전에 피부가 몹시 가렵거나 염증이 심해질 때 도움이 돼요. 귀리에 풍부하게 들어 있는 베타글루칸은 혈당 수치를 낮추고 장내 유익균을 자라게 해서, 당뇨병에도 도움이 되죠. 또 포만감을 느끼게 하는 호르몬인 펩티드YY(PYY)의 생성을 증가시켜서 체중 감량에 도움을 줘요.

생리 전에 단 음식이 당겨 평소에 먹지 않던 쿠키나 케이크, 초콜릿을 먹는 여성들이 많아요. 이런 음식들은 살을 찌게 하고, 소화기능도 약하게 만들어요. 변비도 악화되죠. 하지만 블루베리오트팬케이크를 먹으면, 변비나 체중 증가에 대한 걱정 없이 마법에 걸리는 날을 즐길 수 있죠. 식용 꽃들과 허브류로 토핑하고, 아로마 캔들을 곁들여 매달 정기적으로 즐겨보세요. 차 한잔을 곁들여 친구들과 티타임을 가져도 좋아요.

생리전
증후군

갱년기
증후군

자 궁
질 환

고혈압

고 지
혈 증

변 비

위 염

감 기

눈 의
피 로

기억력
감 퇴

치 매

우울증

블루베리 오트 팬케이크

재료

귀리 2컵, 바나나 2개,
아몬드밀크(또는 다른
비건밀크) 1컵, 소금 1작은술,
메이플시럽 1큰술

○ **토핑용**
블루베리 1/2컵, 페퍼민트,
딸기 또는 과일 아무거나

○ **블루베리시럽**
블루베리 1컵, 소금
1/2작은술, 코코넛오일
1큰술, 메이플시럽 1큰술(더
달게 먹고 싶다면 비정제
설탕 1큰술 추가), 계핏가루
1작은술

만들기

① 둥근 볼에 모든 재료를
넣고 섞어주세요. 바나나는
포크로 으깨어 섞어줘요.

② 냄비에 블루베리시럽
재료를 넣고 중불로 끓인
다음, 불을 줄여 뭉근해질
때까지 약 10분 정도 졸여요.

③ 프라이팬에 오일을 두르고,
팬케이크 반죽을 한 국자씩
덜어 동그랗게 모양을 낸 후,
앞뒤로 노릇하게 구워요.

④ 여러 장을 겹쳐 플레이팅한
후, 블루베리 시럽을 끼얹고,
그 위에 민트와 과일을
토핑해요.

TIP.

• 우울할 때 커피를 마시면, 카페
인 성분이 체내 칼슘 수치를 떨어
뜨려요. 칼슘이 부족하면 두뇌 활
동이 둔해지고, 초조·불안·우울
해지고 사고력도 떨어져요. 칼슘
섭취를 신경 써보세요.([23. 골다
공증에 좋은 슈퍼 칼슘 간식, 모
링가밀크와 말린 무화과] 레시피
참고)
• 우울증에 도움이 되는 식재료:
사과, 자두, 적양배추, 케일, 강
황, 견과류

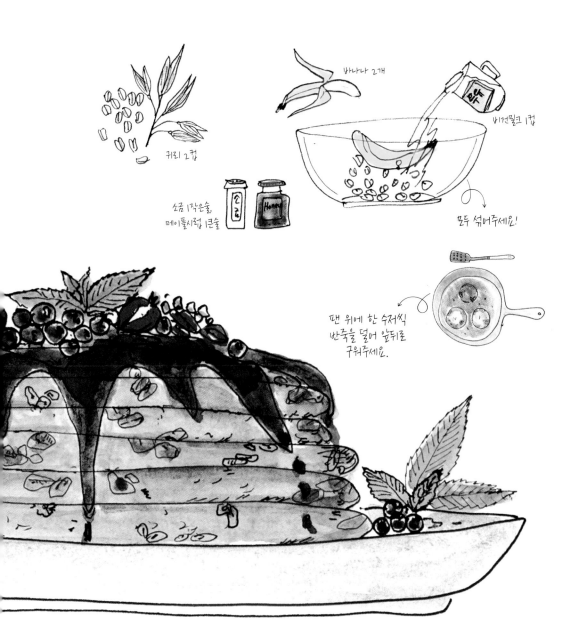

귀리 2컵

바나나 2개

비건밀크 1컵

소금 1작은술
메이플시럽 1큰술

모두 섞어주세요!

팬 위에 한 수저씩
반죽을 덜어 앞뒤로
구워주세요.

97

17

—

숙면을 위한 홈메이드
아몬드오트밀크

별일 없이 잠을 푹 자는 것이 어떤 사람들에게는 매우 절박한 소원이 되기도 해요. 잠을 못 이루는 사람들은 신체활동이 느려지고, 의욕을 잃어버리게 되죠. 집중력이 떨어져서 자신의 능력을 최대치로 끌어내기도 어려워져요. 그래서 우울해지고 불안해지기도 해요. 이럴 때 도움이 될 만한 레시피예요.

아몬드와 귀리에는 수면주기를 조절하는 멜라토닌을 생성하는 트립토판이 함유되어 있어요. 멜라토닌은 우리 몸의 생체시계를 조절하고 몸에 수면을 준비하라고 신호를 보내는 역할을 해요.

수면의 질을 향상시키는 데 도움이 되는, 마그네슘이 풍부한 아몬드는 스트레스 호르몬인 코르티솔 수치를 낮춰주고 항염증 작용도 해요. 아몬드를 꾸준히 먹으면 제2형 당뇨병이나 심장병과 같은 만성질환의 위험을 낮출 수 있어요. 잠들기 전에 아몬드를 먹고 싶다면, 10알 정도가 적당해요. 트립토판은 탄수화물과 함께 섭취할 때 더 잘 흡수되므로 귀리와 아몬드를 함께 섭취하면 불면증을 완화하는 데 한층 도움이 돼요.

시중에서 파는 아몬드우유와 귀리우유를 섞어 따뜻하게 데워 먹어도 괜찮지만, 집에서 직접 만들어 먹으면 더 좋아요. 레시피도 아주 간단해요.

재료	만들기
◦ 각각 따로 만들 때는 이렇게!	① 아몬드 1컵에 물 2컵을 부어 8시간 물에 불려요.

1. 아몬드밀크

아몬드 1컵, 물 2컵, 소금, 바닐라 에센스, 메이플시럽

2. 오트밀크

귀리 1컵, 물 4컵, 소금 조금, 시럽 조금, 강황가루 1/2작은술

◦ 라벤더 꽃잎 1작은술

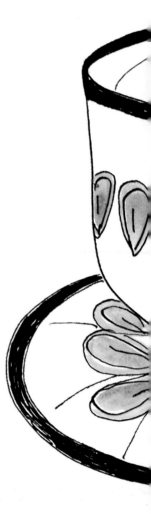

① 아몬드 1컵에 물 2컵을 부어 8시간 물에 불려요.

② 채반에 받쳐 아몬드만 건져내요.

③ 믹서에 귀리 1컵, 물 4컵, 불린 아몬드, 소금, 시럽을 넣고 갈아줘요.

④ 면보로 건더기를 걸러주고 꼭 짜줘요.

⑤ 냄비에 라벤더 꽃잎과 밀크를 넣고 따끈하게 데워 마셔요.

◦ 취침 3시간 전쯤에 따뜻하게 드세요.

◦ 이때 강황가루 1/2작은술을 넣으면 더 좋아요.

TIP.

* 트립토판을 함유한 다음 식품들을 꾸준히 섭취하면 수면주기를 조절해 줘요.
  – 피스타치오, 바나나, 구기자, 버섯, 호두, 아보카도, 대두, 완두콩([27. 불면증에 좋은 연잎감국차] 레시피 참고)
* 매운 음식, 초콜릿, 토마토, 피자, 감귤류는 숙면을 방해하므로 자기 전에 는 피하세요.

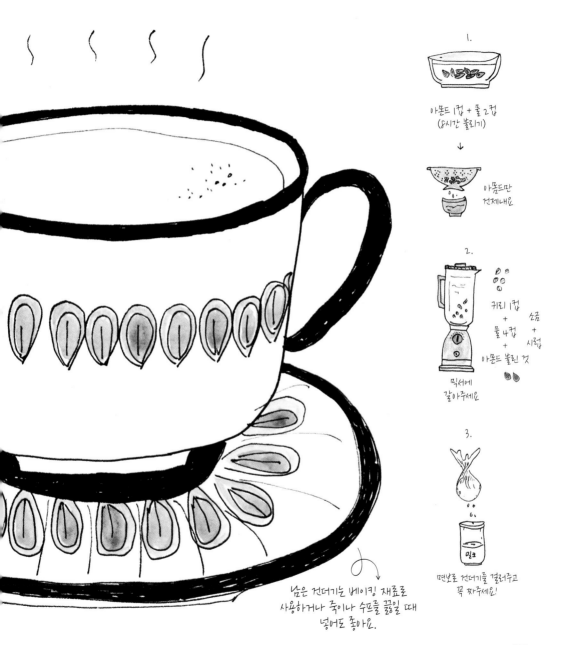

1.

아몬드 1컵 + 물 2컵
(8시간 불리기)

↓

아몬드만
건져내요

2.

귀리 1컵
+   소금
물 4컵   +
+   시럽
아몬드 불린 것

믹서에
갈아주세요

3.

면보로 건더기를 걸러주고
꼭 짜주세요!

남은 건더기는 베이킹 재료로
사용하거나 죽이나 수프를 끓일 때
넣어도 좋아요.

◇ 불면증 벗어나기

잠들어 있는 동안, 우리는 약 4~5단계의 수면주기를 거쳐요. 누워 있을 뿐 의식은 선명히 깨어 있는 상태에서 선잠 든 상태로 진입한 다음, 깊은 숙면 단계로 갔다가 렘(REM)수면의 상태로 빠져드는 사이클을 하룻밤에 4~5번 주기적으로 반복해요.

렘수면은 낮 동안의 정신활동 때문에 받은 스트레스를 이완하는 과정이에요. 깨어 있을 때처럼 빠르고 전압이 낮은 알파파를 보이고, 심장박동이나 호흡 같은 자율신경성 활동이 불규칙적인 상태에요. 렘수면 상태에서는 근육을 가볍게 움직이거나 꿈꾸는 상태가 되고, 안구운동이 빨라져요. 성인의 경우, 수면의 약 20~25%는 렘수면이고 75~80%는 비렘수면(NREM)이에요. 완전한 휴식을 취하려면, 충분한 시간 동안 양질의 렘수면과 비렘수면을 취해야 해요.

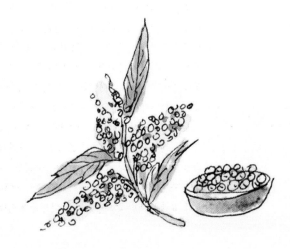

수면주기를 매일 밤 4~5회 정도 반복해야 완전한 회복에 이르게 되죠. 8시간보다 적게 자면 피로가 충분히 풀리지 않아 다음 날 컨디션이 떨어져요. 담배를 피우거나, 스트레스를 평소보다 많이 받거나, 우울하거나 낯설고 불안정한 환경에 처하거나, 수면무호흡증을 겪으면 불면증이 올 수 있어요.

일시적으로 잠들기 어렵다면, 비교적 혈당지수가 높은 탄수화물(빠르게 흡수되는 탄수화물), 예를 들면 쌀밥, 떡, 감자 등을 취침 4시간 전쯤에 드세요. 그러면 일찍 잠드는 데 도움이 돼요. 하지만 당뇨가 있는 사람이라면 조심해야 하고, 습관적인 불면증이 있고 새벽녘에야 잠에 든다면 오히려 저녁 식사에서 탄수화물을 빼는 게 좋아요.

침실 온도를 섭씨 19.5도 정도로 유지하고, 모든 조명을 꺼서 자야 하는 시간임을 몸이 받아들이게 해야 해요. 핸드폰이나 컴퓨터 화면의 조명도 잠드는 데 방해가 될 수 있어요.

술은 수면무호흡증을 악화시켜 불면증을 유발할 수 있어요. 또 수면 중 소변을 보게 해서 숙면을 방해해요. 맵고 짠 음식, 속 쓰림을 유발하는 음식을 저녁 식사로 먹어도 수면에 방해가 돼요. 특히 잠을 잘 못 자는 사람이라면, 카페인이 들어간 차와 커피도 끊는 게 좋아요. 밤 늦게 밥을 먹거나, 저녁 식사 후 야식을 먹거나, 기름지거나 소화가 잘 안되는 음식을 먹거나, 저녁에 여러 종류의 식품군을 함께 섞어 먹거나 과식하면 우리 몸은 영양대사와 해독을 위해 에너지를 많이 사용하게 되고, 이에 따라 신진대사와 심장박동 수가 높아져 숙면을 취할 수 없어요.

취침 3시간 전부터는 심장박동이 빠르게 뛸 정도의 운동은 삼가는 게 좋아요. 대신 가벼운 스트레칭으로 몸을 이완하는 건 숙면에도 도움이 돼요. 평일에 몰아서 일하고 주말에 몰아서 잠을 자는 패턴도 좋지 않아요. 우리 몸은 평일과 주말을 가리지 않고 일관된 패턴으로 순환하는 리듬을 좋아해요.

18

———

호르몬 불균형을 잡는
베리베리시럽

딸기, 블루베리, 오디, 구기자(고지베리), 산딸기 등 베리류는 호르몬 균형에 중요한 식재료예요. 특히 비타민C의 풍부한 공급원이에요. 생리주기의 황체기 동안 프로게스테론 수치를 조절해줘요. 프로게스테론 분비에 문제가 생기면 생리전증후군으로 고생하게 되는데, 생리가 시작될 때까지 베리류 섭취를 두 배로 늘리면 증상을 완화하는 데 도움이 돼요.

베리류는 스트레스로부터 세포를 보호하는 강력한 항산화물질인 폴리페놀로 가득 차 있어요. 폴리페놀은 염증을 줄이고 스트레스 호르몬인 코르티솔을 관리해요.

호르몬 균형은 특히 여성들의 삶의 질에 많은 영향을 미쳐요. 우리 몸의 호르몬들은 모두 서로 영향을 미치므로, 한 호르몬이 균형을 잃으면 다른 호르몬 분비에도 영향을 줘요. 호르몬이 불균형 상태일 때는 피로감, 머릿속에 안개가 낀 느낌, 급격한 체중 증가, 탈모 등의 증상이 나타나요.

호르몬 불균형을 바로잡는 데 가장 좋은 음식들은 자연 상태에서 채취하여 그대로, 가공하지 않은 채 먹는 '온전한 식품(홀푸드wholefoods)'이에요. 당분은 염증반응을 유발하므로 당뇨, 심장병, 뇌졸중, 류마티스성관절염, 아토피피부염과 같은 염증성 질환으로 고생하고 있다면, 시럽 형태가 아닌 과일 자체를 껍질부터 온전하게 드세요. 껍질째 먹는 과일은 대부분 도움이 되지만, 혈당 수치가 높다면 과일을 통해 섭취하는 당분조차도 양을 조절하는 게 좋아요. 이런 분들은 되도록 물을 많이 마시고 민들레민트티를 꾸준히 드시면 도움이 돼요.([19. 아토피피부염에 좋은 민들레민트티] 레시피 참고)

생리전
증후군

생 리
불 순

갱년기
증후군

자 궁
근 종

변 비

유방암

고혈압

고 지
혈 증

피 부
노 화

탈 모

⊙

베
리
베
리
시
럽

재료

블루베리 1컵, 딸기 1컵,
구기자 1큰술,
계핏가루 1작은술, 소금 조금,
조청이나 메이플시럽 1/2컵

만들기

① 베리류를 잘 씻어서 냄비에
　넣어요.

② 중불로 몽글몽글해질
　때까지 끓이다가 조청이나
　메이플시럽을 넣고 10분간
　졸여요.

③ 소금으로 간하고
　계핏가루를 잘 섞어요.

④ 팬케이크, 샌드위치, 와플,
　요거트 등 어디든 넣어
　맛있게 즐겨요.

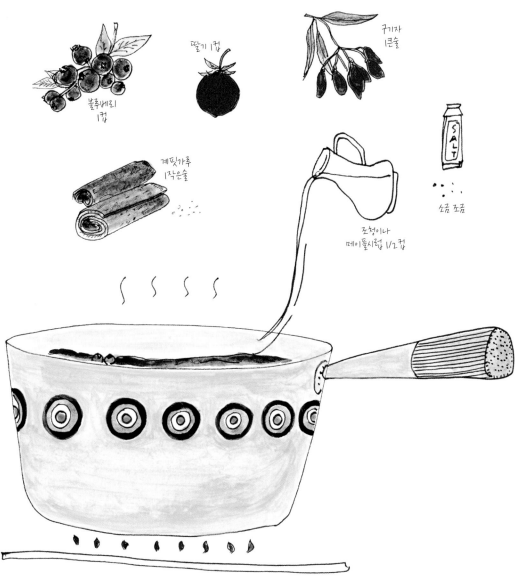

블루베리
1컵

딸기 1컵

구기자
1큰술

계핏가루
1작은술

조청이나
메이플시럽 1/2컵

SALT

소금 조금

팬케이크, 샌드위치, 와플, 요거트... 어디든 다 넣어서 맛을 낼 수 있어요!!

◇

과일, 채소를 껍질째 먹으면 좋은 이유

식물은 비, 바람, 태양과 땅을 통해 영양을 공급받고 천적과 싸워 살아남기 위해 면역물질들을 만들어요. 자기보호를 위해 만들어내는 물질들은 식물의 향, 맛, 색을 결정짓는 방향성 정유 성분으로 껍질 부위에 집중적으로 분포해요. 이 피토케미컬 성분들은 항노화, 항균, 항암, 항산화, 항바이러스 작용이 뛰어나서 면역력을 활성화해주고 체내 호르몬 대사와 혈액순환에 아주 중요한 역할을 해요. 또 각종 비타민이나 섬유소 등 몸에 좋은 성분은 대부분 과일의 껍질 부분에 집중되어 있어요.

우리가 식물을 뿌리부터 껍질, 씨앗까지 온전히 먹는 것은 단순히 영양성분을 섭취하는 것 이상의 큰 의미가 있어요. 식물에 담긴 에너지를 온전히 얻을 수 있기 때문이에요. 식물을 온전하게 먹으면서 감사하는 마음을 갖는다면 더 건강해져요.

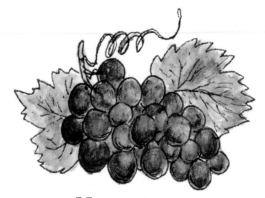

• 포도

포도알은 수분과 당분이 주성분이지만, 포도 껍질에는 각종 비타민과 플라보노이드, 살균·진통 효과가 뛰어난 페놀, 항암·항산화 작용을 하는 레스베라트롤이 풍부하게 들어 있어요. 특유의 보랏빛을 내는 안토시아닌 성분도 풍부해서 노화를 방지하고 암을 예방해주며 시력을 좋게 해요.

- 감자

  감자 껍질은 섬유질이 풍부하고 비타민, 칼슘 등의 함량이 높아요. 껍질째
  먹으면 탄수화물이 당으로 분해되는 속도를 늦출 수 있어 당뇨가 있는 분들에게
  좋아요. 껍질만 따로 말려 2~3회 덖은 후, 차로 즐겨보세요. 고혈압과 노화를
  방지하고 피부 미용에도 좋아요.

- 귤

  귤껍질에는 항암 효과가 뛰어난 살베스트롤 성분이 풍부해요. 귤껍질 안쪽의
  흰색 부위에는 비타민P가 함유되어 있는데, 이는 식물성 콜라겐을 만드는
  비타민C의 기능을 보강해줘서 모세혈관을 튼튼하게 해주고 피부를 건강하게
  해줘요.

- 양파

  양파 껍질에는 항산화성분인 플라보노이드가 알맹이보다 30~40배 정도 많아요.
  양파의 플라보노이드는 세포 노화를 방지하고 염증을 예방해요. 항산화성분인
  케르세틴도 풍부해서 혈중 콜레스테롤 농도를 낮추고 혈액순환과 알레르기
  증상을 개선하는 데 도움을 줘요.

- 오이

  오이 껍질을 벗기면 칼슘의 70%와 철분, 비타민C, 인 등의 미네랄이 대부분
  손실돼요. 껍질째 먹으면 변비를 예방해줄 뿐만 아니라, 껍질에 있는 풍부한
  칼륨이 지나친 염분 섭취로 인한 혈압 상승을 방지하고, 심장 건강에 도움을
  줘요.

- 단호박

  단호박 껍질에는 각종 페놀산과 비타민, 무기질 성분이 풍부해서 항암·항노화
  작용을 하고 심혈관계 질환을 예방해줘요. 베타카로틴 성분도
  풍부해서 간을 튼튼하게 하고 눈을 건강하게 해줘요.

19

—

아토피피부염에 좋은
민들레민트티

민들레는 시골과 도시를 가리지 않고, 산등성이 암벽, 강가 주변, 심지어 차가 다니는 도로 한복판에서도 자라나는 생명력이 강한 야생화예요. 어디서나 번식할 수 있다는 것은 면역력이 강하다는 의미예요. 모든 염증을 완화하는 효과가 있고, 몸속 혹이나 돌을 제거하는 데 도움을 줘요. 예를 들어 유방이나 자궁에 혹이 있다거나 쓸개나 신장에 돌이 있다면 민들레가 큰 도움이 될 수 있어요.

민트는 여러 종류가 있는데, 모두 멘톨 성분을 함유하고 있어서, 열을 식혀주고 통증을 가라앉혀줘요. 특히 상기도 염증(눈, 코, 입, 목, 머리 부위의 모든 염증)에 효과적이에요. 시원한 맛과 향 덕분에 효과를 금방 느낄 수 있어요.

항산화성분이 풍부한 루이보스는 카페인이 전혀 없으면서 맛도 편안하고 좋아서 카페인이 있는 차와 블렌딩해서 흔히 마시는 차예요. 특히 허니부시와 궁합이 잘 맞아서 블렌딩해서 마시곤 해요. 둘 다 항염·항산화 작용이 뛰어나요.

아토피피부염은 만성질환이라서 호전되었다가도 재발하기 쉬워요. 체질을 근본적으로 개선해야 하는 이유예요. 식단을 꾸준히 관리하고, 자연섬유로 된 옷을 입고, 수분을 충분히 섭취하고 피부 관리에 신경 쓰면 완치할 수 있어요.

민들레민트티

재료	만들기

루이보스, 허니부시, 민들레,
페퍼민트, 레몬 껍질,
말린 생강 각 0.5g씩

[데일리 티로 즐기기]

① 각 허브를 1작은술씩
계량하여 물 1리터에 넣어
우려요.

② 식사 시간 1시간을 전후로는
차를 마시지 말고, 그 외
시간에는 수시로 마셔요.

③ 취침 5시간 전부터는 차를
마시지 마세요.

[티타임에 즐기기]

① 각각의 허브를 계량한 다음,
찻주전자에 담아요.

② 뜨거운 물 300ml를 부어
3분간 우려요.

③ 두 번 더 우려마실 수
있어요.

TIP. 아토피스프레이 만들기

1. 민들레, 페퍼민트, 레몬껍질을 동량으로 유리 물병에 담아요.(페퍼민트
   대신 토종 박하를 사용해도 좋아요.)
2. 허브 양의 약 10배에 달하는 생수를 부어 10시간 동안 냉장고에서 냉침
   해요.
3. 허브를 거름망으로 걸러줘요.
4. 가려운 부위에 수시로 뿌려주거나 화장솜에 묻혀 해당 부위에 얹어두
   세요.
   * 2일 이내에 사용하는 게 좋아요.

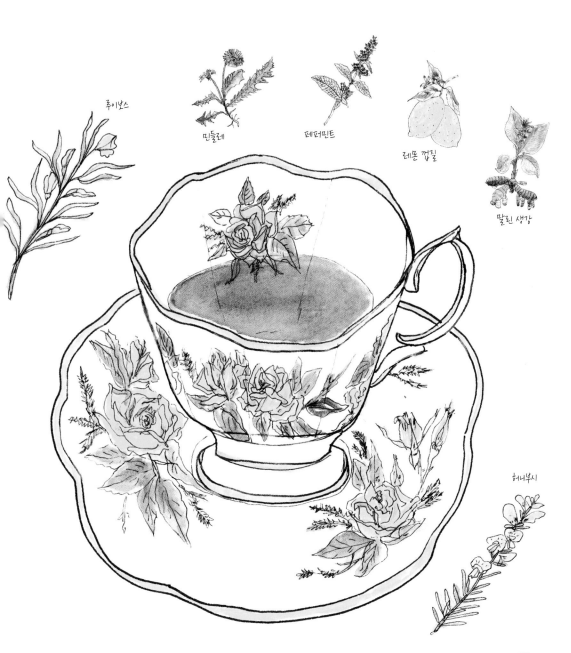

루이보스

민들레

페퍼민트

레몬 껍질

말린 생강

허니부시

아토피피부염이 있다면 음식을 꼭 가려 먹어야 할까요?

아토피피부염은 체내 독소가 우리의 면역세포를 공격해서 생기는 자가면역질환이에요. 자가면역질환은 외부 침입자로부터 우리를 보호해야 하는 면역체계가 자신의 신체를 공격하는 질환으로, 우리 몸속에 사는 세균, 바이러스 등 각종 미생물의 균형이 깨졌을 때 발생해요.

우리 장에는 수조 개의 미생물이 살고 있어요. 이 중에는 좋은 미생물도 있고, 나쁜 미생물도 있어요. 그리고 어떤 미생물은 특히 면역체계, 정신질환, 류머티스관절염, 비알코올성 간질환, 당뇨병, 심장질환과 연관되어 있어요. 우리 몸 안의 미생물은 장뿐만 아니라 인체의 여러 부위에 살고 있지만, 특히 위장관에 존재하는 미생물이 질병에 대처하고 염증반응에 관여해요.

체내 미생물의 종류와 질은 우리가 먹는 음식에 의해 결정돼요. 항염증 성분이 풍부한 음식과 섬유질이 풍부한 음식은 우리 몸을 지켜주고, 더욱 건강하게 만들어요.

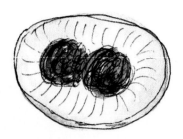

아토피피부염을 개선하려면 일단 동물성 식품을 피해야 해요. 동물성 식품에는 염증을 유발하는 아라키돈산, 오메가-6 지방산이 많이 함유되어 있어요. 몸에 꼭 필요한 오메가-6는 견과류와 씨앗류로 섭취할 수 있으니 동물성 식품을 먹지 않아도 문제가 없어요. 대신 오메가-3 섭취에 신경 써야 해요. 가공식품을 피하고 설탕과 트랜스지방을 끊어야 해요. 그리고 꽃받침 조각 네 개와 꽃잎 네 개가 십자 모양을 이루는 십자화과채소(브로콜리, 양배추, 케일, 방울양배추, 겨잣잎, 콜리플라워 등)를 많이 먹고, 아마씨, 들깨, 참깨를 꾸준히 먹고, 해조류 같은 알칼리성식품과 물을 충분히 섭취해야 해요. 해조류 중에서 스피룰리나와 클로렐라는 오메가-3가 풍부하면서 염증을 빨리 가라앉게 하는 좋은 식품이에요.

아토피피부염에서 하루빨리 벗어나고 싶다면, 꾸준하게 이런 식품들을 섭취하면서 정기적으로 간 청소를 해보세요.([44. 기적같이 담석을 사라지게 한 간청소] 참고) 이렇게 100% 따라 할 자신이 없다면 속도가 늦더라도 조금씩 타협하는 수밖에 없어요. 그래도 아무것도 하지 않는 것보다는 나으니 한두 가지라도 포기하지 말고 꾸준히 실천하세요.

20

—

고혈압 잡는
토마토렌틸수프

몸이 좀 으슬으슬하거나 속이 불편할 때 힐링푸드처럼 먹기 좋은 음식이에요. 고혈압 환자라면 매일 드시길 권해요. 하루에 2회 꾸준하게 1개월 정도 섭취하면 확실하게 효과를 볼 수 있어요.

토마토의 붉은색 성분인 리코펜은 암세포의 전이와 증식을 억제하고, 강력한 항산화작용으로 노화를 방지하고 면역력을 강화시켜요. 또 토마토에 풍부한 루틴 성분은 혈압과 혈당을 조절해주고, 혈관을 튼튼하게 만들어서 심장을 건강하게 하고, 카로틴 성분은 안구건조증이나 야맹증 등에 효과가 있어요.

토마토는 굽거나 쪄도 영양성분이 파괴되지 않고, 오히려 영양성분이 농축돼요. 생토마토와 토마토케첩, 토마토주스, 토마토페이스트(껍질, 씨앗을 제거하고 과육만 갈아서 끓인 후 농축한 것) 중 토마토페이스트가 영양성분이 가장 많아요. 생토마토에 비해 칼슘과 칼륨, 비타민A는 5배, 비타민B_1은 4배, 비타민B_2는 6배, 비타민C는 2.5배가 더 많아요. 특히 리코펜은 기름과 함께 조리하면 더 잘 흡수돼요. 불포화지방산이 풍부한 올리브유 또는 아마씨유 1작은술을 추가해서 먹으면 좋아요.

렌틸콩은 식이섬유와 엽산, 단백질과 칼륨이 아주 풍부해요. 생렌틸콩 100g은 바나나보다 식이섬유가 12배나 많고, 엽산은 시금치보다 2.4배 많고, 쇠고기 130g과 비슷한 단백질을 함유하고 있어요. 이 놀라운 콩은 뇌졸중과 같은 심혈관계 질환의 원인이 되는 호모시스테인 수치를 조절하는 데 도움을 주고, 혈압을 낮추는 데도 아주 효과적이에요. 다만 렌틸콩은 칼륨과 인이 많이 들어 있어서 신장질환이 있거나 신장결석이 있는 분들은 주의해야 해요.

⊙ 토마토 렌틸 수프

재료

완숙토마토 2개, 렌틸콩 1컵,
다진 생강 1작은술,
다진 마늘 1작은술, 바질잎 3장,
커리 가루 1작은술

∘ 토핑
호박씨 1작은술, 해바라기씨
1작은술, 올리브유 1작은술

만들기

① 토마토를 5분간 찐 후,
껍질을 벗겨요.

② 블렌더에 껍질 벗긴
토마토, 다진 마늘, 다진
생강, 채수 또는 물 1컵을
넣어 갈아줘요.(채수 대신
비건밀크를 넣어도 좋아요.)

③ (2)에 렌틸콩 1컵을 넣고
끓여요.

④ 한번 끓으면 바질잎 2장을
다져서 넣고 커리 가루를
1작은술 넣어요.

⑤ 렌틸이 완전히 익을 때까지
약불로 저어가며 끓여요.

⑥ 소금 간으로 마무리해요.

⑦ 해바라기씨, 호박씨를
토핑하고 바질잎 1장을
얹어서 마무리해요.

⑧ 먹기 직전, 올리브유
1작은술을 추가해요.

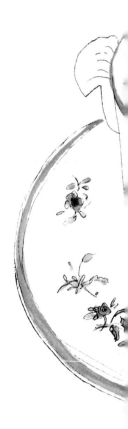

TIP.
- 몸에 열이 많은 사람이 장복할 때는 생강과 마늘, 커리 가루를 빼세요.
- 불포화지방산과 폴리페놀이 풍부한 올리브유는 혈압을 조절하는 데 도
움이 되지만, 하루에 2스푼 이상 먹지 않도록 주의해야 해요. 살이 찔 염려
가 있어요.

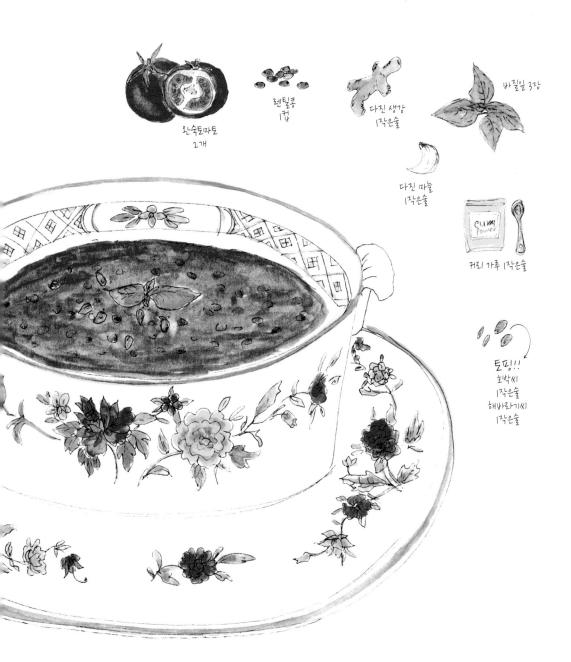

완숙토마토
2개

렌틸콩
1컵

다진 생강
1작은술

바질잎 3장

다진 마늘
1작은술

CURRY
Power

커리 가루 1작은술

토핑!!
호박씨
1작은술
해바라기씨
1작은술

◇ 고혈압 관리, 이렇게 해보세요!

● 피해야 할 것

1. 염분
   중증의 고혈압이 있다면 된장, 간장 등에 들어 있는 천연 염분의
   양도 조절하는 게 좋아요. 인스턴트식품을 자주 먹거나 외식이
   잦다면 특히 주의해야 해요.

2. 체중 증가
   비만한 사람은 정상 체중인 사람보다 고혈압 발병률이 3배 이상
   높아요. 체중만 줄여도 혈압이 내려가는 경우가 많아요. 하지만
   끼니를 거르는 다이어트는 금물이에요.

3. 지나친 저체중
   저체중 또는 마른 체형이면서 고혈압이라면 표준체중이 되도록
   관리하세요.

   * 표준체중 = (신장-100) × 0.9

4. 동물성 식품의 섭취
   콜레스테롤을 함유한 동물성 식품은 혈압을 올리니 삼가야 해요.
   대신 식물성 단백질을 충분히 섭취해줘요. 단백질이 부족하면
   고혈압에서 뇌졸중으로 진전될 수 있어요.

5. 불규칙적인 식사, 과식
   끼니를 거르다가 갑자기 과식하면, 식후 일시적으로 혈압이
   상승하면서 위험해질 수 있어요. 평소 소식을 하고, 규칙적으로
   식사하는 게 좋아요.

6. 당분
   혈당 수치가 올라가면, 혈압도 함께 올라가요. 설탕, 과자, 케이크
   등 당분이 많은 음식은 혈관 노화를 앞당기고 혈액순환을 방해하니
   특히 주의해야 해요.

7. 술, 담배, 커피

적당량 이상을 섭취하면 혈압을 올리고 신경을 과민하게 해요.

8. 항생제, 농약을 많이 사용한 식재료, 화학첨가물, 방부제가
들어간 식품은 피해요.

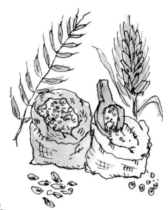

● 이렇게 드세요

1. 주식을 통곡류로 바꾸세요.

흰쌀밥, 흰 밀가루로 만든 국수, 빵류 대신 현미밥, 통보리, 통율무,
귀리를 넣은 밥과 통밀, 호밀로 만든 빵과 국수를 드세요.

2. 칼륨과 칼슘을 적극적으로 섭취해요.

칼륨과 칼슘은 나트륨에 의한 혈압 상승을 억제해줘요. 칼슘이
부족해지면 혈액이 산성화되면서 여러 가지 합병증을 유발할 수
있어요.([22. 골다공증에 좋은 슈퍼 칼슘 간식, 모링가밀크와 말린
무화과] 참고) 염분이 많은 음식을 먹은 후 혈압이 상승할 경우에는
칼륨이 풍부한 녹색 잎채소류, 고구마, 바나나 등을 섭취하면
혈압을 떨어뜨릴 수 있어요.

3. 비타민A, B₁, B₂, B₆가 풍부한 식품을 충분히 드세요.

비타민과 미네랄은 인체 생리작용을 조절하므로 식사를 통해
충분히 섭취해야 해요.

21

———

고지혈증에 좋은

구운병아리콩샐러드

구운병아리콩샐러드는 칼로리는 낮으면서 포만감을 주는 한 끼 식사로 좋아요. 병아리콩은 단백질 함량이 높고 식이섬유와 칼슘, 엽산 등의 무기질과 비타민이 풍부하게 들어 있어 체력을 길러주고 면역력을 강화해줘요. 병아리콩은 구우면 소화, 흡수가 잘되어 영양소의 효율이 더 높아져요.

사람들은 단백질을 보충하려면 고기를 먹어야 한다고 생각하죠. 하지만 동물성 단백질을 섭취하면, 동물성 지방도 함께 섭취하게 되어 콜레스테롤 수치가 올라가고 혈액 내 독소가 증가해요. 반면 식물성 단백질은 저밀도 콜레스테롤을 체외로 배출하고, 혈관을 건강하게 하여 고혈압, 고지혈증 등의 심혈관계 질환을 예방해줘요.

또 병아리콩은 칼륨이 풍부하게 들어 있어 나트륨 배출을 돕고 염증을 완화해요. 함께 조리하는 양송이버섯도 콜레스테롤 수치를 낮추는 데 도움을 주는 베타글루칸 성분이 풍부하고, 적양파도 고혈압, 당뇨, 고지혈증을 치료하는 식재료라서 함께 조리하면 치료 효과가 상승해요.

고혈증
지혈증
위염
위궤양
변비
당뇨
빈혈
골다공증
관상동맥질환
고혈압
면역력저하

재료

녹색 잎채소(로메인상추,
치커리, 프리제, 상추 등등) 1줌,
방울토마토 3개, 삶은 병아리콩
1컵, 양송이 2개, 적양파 1/4개,
케일 2장, 래디시 1개,
레몬즙 2큰술

◦ 드레싱
  발사믹드레싱
  2큰술([00. 레시피 참고),
  비건파르마산치즈 1큰술

만들기

① 팬에 오일을 1큰술 두른 후,
   삶은 병아리콩과 양송이를
   넣어 노릇하게 구운 다음,
   소금 후추로 간을 살짝
   해줘요.

② 녹색 잎채소, 적양파,
   방울토마토, 래디시, 케일은
   먹기 좋은 크기로 썰어요.

③ 샐러드볼에 모두 담은 다음
   드레싱을 붓고, 마지막에
   레몬즙을 짜서 뿌린 후
   섞어줘요.

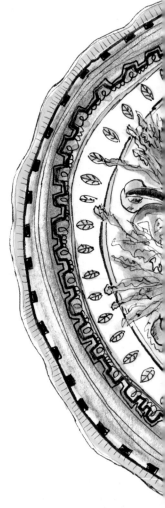

TIP. 원두커피와 커피믹스, 고지혈증에 괜찮을까요?

원두를 볶는 과정에서 생성되는 기름 거품(크레마)에는 저밀도 콜레스테
롤 수치를 높이는 카페스톨이라는 화학성분이 많이 들어 있어요. 특히 필
터 없이 진하게 즐기는 에스프레소나 프렌치프레스로 원두를 직접 내려
마시는 경우 카페스톨 함량이 높으니 주의해야 해요.
커피믹스 한 봉지의 칼로리는 55~56kcal(밥 한 공기는 300kcal)로 하루 3
잔을 마시면 밥을 한 공기 더 먹는 셈이에요.

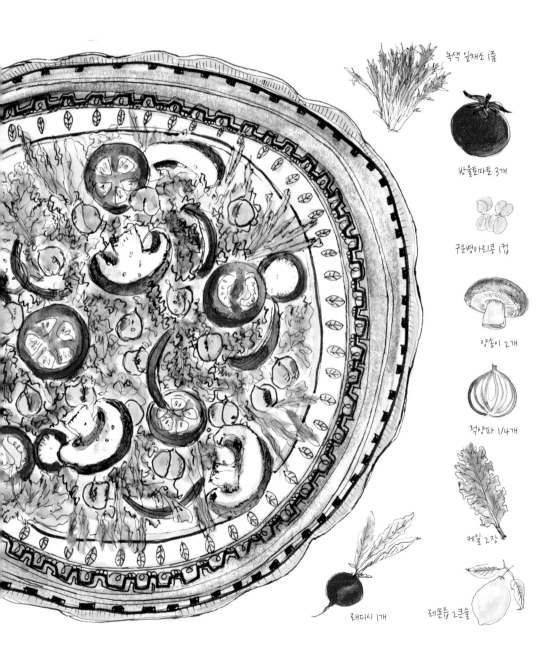

녹색 잎채소 1줌

방울토마토 3개

구운병아리콩 1컵

양송이 2개

적양파 1/4개

케일 2장

래디시 1개

레몬즙 2큰술

◇ 고지혈증에 나쁜 음식 vs 좋은 음식

고지혈증이란 혈액 속 지방입자(콜레스테롤과 중성지방)가 우리 몸에 필요 이상으로 많아지는 상태를 말해요. 콜레스테롤은 저밀도 콜레스테롤과 고밀도 콜레스테롤로 나뉘는데, 필요 이상의 저밀도 콜레스테롤은 혈관 벽에 침착되어 혈관을 좁아지게 만들어 동맥경화증을 유발하고 발생하는 부위에 따라 뇌졸중(중풍)이나 협심증, 심근경색의 원인이 돼요.

고지혈증을 유발하는 가장 나쁜 성분은 '트랜스지방'이에요. 트랜스지방은 쇼트닝이나 마가린과 같은 부분경화유, 감자튀김이나 도넛과 같은 튀김음식, 과자, 쿠키 등과 같은 구운 가공식품, 커피 크리머 등에 들어 있고, 육류나 유제품에서는 자연적으로 발견돼요.

그다음으로 나쁜 성분이 '포화지방'이에요. 포화지방은 모든 유제품과 고지방 육류, 가공육류에 들어 있는데, 특히 포화지방이 많은 버터, 치즈 등은 고지혈증이 있는 분들은 삼가야 해요.

고지혈증을 개선하려면, 고기, 계란, 우유와 유제품을 멀리하는 대신 다음과 같은 식품군을 매일 챙겨 먹어야 해요.

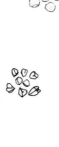

1) 식이섬유가 풍부한 식품

　　대두, 검은콩, 완두콩, 렌틸콩, 병아리콩 등의 콩과식물과 고구마, 가지, 호박
　　같은 채소와 껍질째 먹는 제철과일류, 현미, 귀리, 통밀 등의 통곡류

2) 식물 스테롤과 스타놀이 풍부한 식품

　　대두, 녹색 완두, 콩류, 견과류, 종실류, 콩나물, 아보카도, 밀 배아 및 브뤼셀 싹

3) 식물성 오메가-3 지방산이 풍부한 식품

　　스피룰리나, 클로렐라, 아마씨, 호두, 들깨 등

2006년 데이비드 젠킨스 박사팀의 연구에 따르면, 식이섬유와 칼로리가 적은
식물성 식단으로 식사한 사람들은 고지혈증약으로 알려진 로바스태틴을 복용한
사람들과 비슷한 효과를 보았다고 해요. 약물에는 부작용이 있지만, 음식은
부작용이 없어요. 그러니 더 안전하고 온전한 음식으로 고지혈증을 개선해보세요.

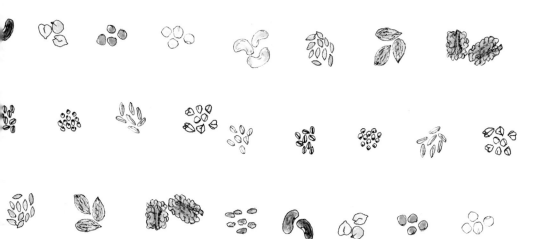

22

———

골다공증에 좋은 슈퍼 칼슘 간식

모링가밀크와 말린 무화과

모링가에는 우유의 5.7배에 달하는 칼슘과 완두콩의 1.73배에 달하는 단백질, 소고기의 2배에 이르는 철분이 함유돼 있어 뼈와 혈관 벽을 튼튼하게 해줘요. 잎과 꽃에는 폴리페놀 성분이 있어서, 간을 산화로부터 보호해 손상을 막아줘요. 칼슘이 풍부한 두유와 함께 부담 없이 즐겨보세요.

무화과는 칼슘뿐 아니라, 마그네슘, 망간, 구리, 칼륨 등 미네랄과 칼슘의 흡수를 돕는 비타민K를 함유하고 있어서 골밀도 증가 및 골다공증에 효과적인 식품이에요. 아몬드도 칼슘의 좋은 공급원이에요. 비타민E도 풍부하고 세포를 보호해 노화를 늦춰줘요. 또 혈당 조절에 도움이 되는 섬유질과 단백질도 풍부해요. 함께 먹으면 맛도 좋고, 영양을 충분히 섭취할 수 있어요. 다만 한 번에 너무 많이 먹으면 살이 찔 수 있으니 하루에 말린 무화과 2~3개에 아몬드버터를 곁들이거나, 생 아몬드(또는 구운 아몬드) 10개를 함께 먹는 정도가 좋겠어요.

골다공증
당뇨
고혈압
고지혈증
위염
변비
빈혈
염증성 장질환
알츠하이머
우울증
뇌졸중

재료	만들기
모링가 파우더 1큰술, 두유 300㎖, 말린 무화과 3개, 아몬드버터 2큰술	① 두유 300㎖에 모링가 파우더를 타서 잘 섞어요.(취향에 따라 죽염 또는 조청을 넣어요.) ② 말린 무화과를 자른 후 아몬드버터를 발라서 함께 즐겨요.

TIP. 칼슘 섭취를 위해 꼭 우유를 마셔야 할까요?

스웨덴에서 11년 동안 6만 명 이상의 여성을 추적한 연구 결과에 따르면, 하루에 우유를 3잔 이상 마신 여성은 고관절 골절 비율이 60% 더 높았다고 해요. 우유를 마시면 칼슘과 함께 동물성 단백질과 동물성 지방도 동시에 흡수되는데, 항상성을 유지하려는 우리 몸은 산알칼리 균형을 맞추기 위해 오히려 뼛속의 칼슘을 배출하는 현상이 나타나기 때문이에요.

섬유질이 풍부한 식물성 식단 위주로 식사하는 중국인들의 하루 칼슘 섭취량은 평균 544mg 정도였지만 골다공증이 없는 반면, 주로 유제품을 통해 칼슘을 섭취하는 미국인의 하루 칼슘 섭취량은 1,143mg이나 되지만 더 많은 사람이 골다공증으로 고통받고 있었다고 해요.

칼슘을 충분히 섭취하려면 우유를 마시기보다 두유나 아몬드우유, 통곡물, 녹색 채소를 충분히 먹는 게 좋아요. 시금치와 비트잎은 칼슘이 많이 들어 있지만, 흡수를 방해하는 옥살산도 많이 들어 있어서 추천하지 않아요. 대신 흡수율이 40~60%로 높은 저옥살산 식품인 케일, 오크라, 청경채를 추천해요. 우유의 흡수율은 고작 32~34% 정도예요.

칼슘이 풍부한 음식을 먹는 것도 중요하지만, 뼈에서 칼슘을 뺏어가는 나트륨, 카페인, 동물성 단백질을 적게 먹고, 햇빛을 하루에 최소 20분 이상 쬐고, 운동을 충분히 하는 생활방식이 필요해요.

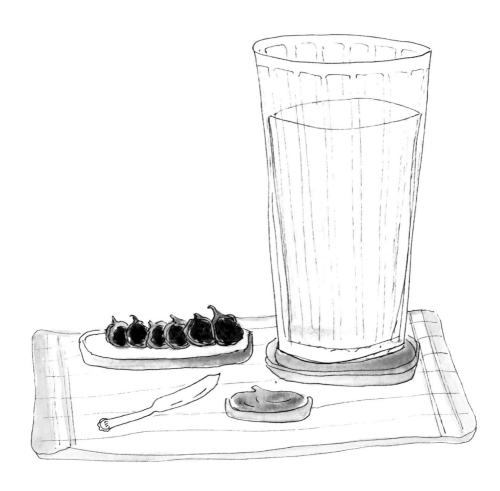

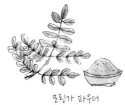

모링가 파우더
1큰술

두유 300ml

말린 무화과 3개

아몬드버터 2큰술

23

———

당뇨에 좋은
구운두부현미국수

고기보다 두부를 즐겨 먹는 사람들은 당뇨에 잘 걸리지 않아요. 두부가 지방과 탄수화물 함량이 낮아 칼로리는 낮으면서 단백질과 식이섬유가 풍부해서, 소화도 잘되고 독소도 잘 배출해주기 때문이에요.

친구들 중에서도 유독 만나면 용기가 생기고 도움도 되면서 시간을 같이 보내는 게 즐거운 친구가 있잖아요. 콩이 한국 사람들에게는 그런 친구 같아요. 장을 담가 먹든, 두부로 만들어 먹든, 밥에 넣어 먹든, 두유로 마시든⋯⋯ 한국인은 늘 콩의 도움을 받으며 살아가요. 이보다 더 착하고 좋은 친구는 없는 것 같아요.

콩의 식이섬유는 혈당을 안정화하고 인슐린 반응을 조절하는 데 도움을 주고, 이소플라본 성분은 당뇨합병증도 막아줘요.

당뇨 치료에 제일 중요한 열쇠는 체중을 조절하는 거예요. 정제탄수화물과 고칼로리 식사 대신 통곡물과 저지방 채식 위주로 식사하면 체질량지수(BMI)가 낮아져요. 특히 생선이나 계란, 유제품을 배제한 완전채식을 가공하지 않고 먹는 식단이 가장 효과적이에요. 게다가 가공하지 않은 채식 식단은 위장에서 허기를 느끼지 않는데도 음식을 먹고 싶은 욕구가 드는 '가짜 식욕'을 방지해줘요.

현미는 식이섬유와 미네랄이 풍부해서, 혈압과 혈당을 조절해줘요. 많은 사람이 백미를 현미로 바꾸기만 해도 혈당 수치가 떨어지는 경험을 해요. 하지만 껄끄러운 식감 때문에 현미를 꺼리는 사람들도 있어요. 그런 분들에게는 현미국수를 추천해요. 물론 현미국수도 가공식품이라서 매일 먹는 메뉴로 권장하지는 않아요. 면 음식을 너무 좋아해서 식이요법을 지키기 힘들어하는 분들에게 일주일에 한 번 정도 드시는 음식으로 추천해요.

생두부는 지방 함량은 적고 칼슘은 풍부하면서 간단하게 섭취할 수 있는 장점이 있어요. 생두부를 먹으면 더 좋지만, 두부를 구우면 더 짭짤해지고 식감이 바삭해져서 더 즐겨 먹게 되죠. 단 기름은 최소한만 사용하세요.

재료	만들기
현미국수 2인분, 두부 1/4모, 양송이 2개, 브로콜리 1/4개, 파프리카 1/2개, 쪽파 1줄기, 고수 1줌, 라임 1/4쪽	① 두부는 사방 2cm 크기로 깍둑썰기하고, 양송이는 결대로 잘라 드레싱과 함께 5분간 앞뒤로 노릇하게 구워요.

○ 두부드레싱
  맛간장 1큰술, 발사믹식초
  1큰술, 핫소스(스리라차소스)
  1큰술, 다진 마늘 1작은술,
  참기름 1큰술

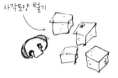

사각모양 썰기

○ 국수드레싱
  아몬드 1/2컵,
  다진 마늘 1큰술,
  레몬즙 1큰술,
  사과식초 1큰술,
  생강즙 1큰술, 참기름 1큰술,
  두유(또는 귀리우유) 1/3컵,
  간장 1큰술

② 파프리카는 가늘고 길게
  썰고, 쪽파는 다져요.
  브로콜리는 작은 송이로
  잘라 준비해요.

③ 현미국수를 삶아서
  국수를 건져낸 후, 그 물에
  브로콜리를 데쳐요.

④ 큰 볼에 국수, 두부, 양송이,
  파프리카, 브로콜리, 쪽파,
  고수를 넣고 국수드레싱을
  넣어 비벼요.

⑤ 접시에 담은 후 라임즙을
  뿌려 즐겨요.

TIP. 당뇨 관리를 위한 다음 세 가지 공식을 기억하세요.

1. 정제당(흰쌀밥, 흰 밀가루, 흰 설탕)이 많은 식품 대신 통곡류(현미, 귀리, 통밀)
2. 설탕이 들어간 음료 대신 물 또는 허브티
3. 고칼로리(동물성 지방, 동물성 단백질, 기름류) 식품 대신 섬유질이 풍부한 식품(콩류, 채소와 과일, 견과류, 해조류)

두부 1/4모

양송이 2개

브로콜리
1/4개

파프리카
1/2개

쪽파 1줄기

현미 국수
2인분

고수 1줌

라임 1/4쪽

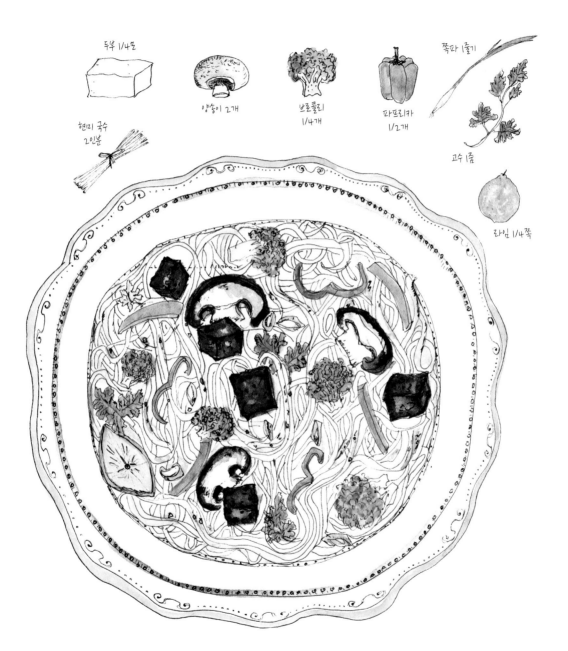

◇ 당뇨와 염증이 함께 나타나는 이유는 뭘까요?

당뇨 환자들은 종종 혈중 사이토카인 수치가 높아지는데, 이는
염증과 관련이 있어요. 사이토카인은 작은 단백질 분자로,
면역반응, 염증 및 세포 성장과 분화 등 다양한 생리학적 과정을
조절하는 데 중요한 역할을 해요.
몸의 어딘가에 통증이 있거나, 속 쓰림, 불면증, 어지럼증, 불면증,
피부가려움증 등등 사소한 증상으로 여기고 지나칠 수 있는
증상들이 실제로는 만성염증으로 인한 증상일 수 있어요.

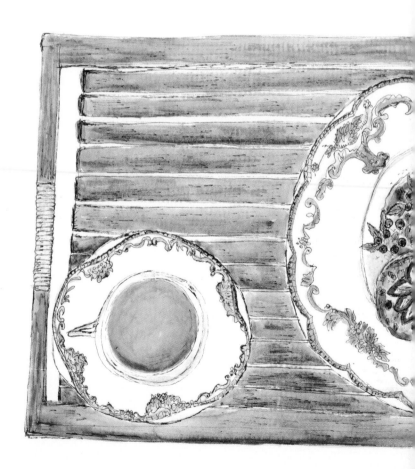

● 염증을 유발하는 식품군 베스트 3

　1) 가공한 곡류와 설탕

　2) 가공육(제1군 발암물질)과 가공하지 않은 적색 육류
　　(제2군 발암물질)

　3) 해로운 지방(트랜스지방, 산화지방, 고체지방)

몸에 염증이 나타나면 염증성 사이토카인이 분비되는데, 이것이
인슐린 작용을 방해해서 혈당 수치를 급격하게 올려요. 특히
살찐 사람들은 지방조직에서 염증성 사이토카인을 분비하기
때문에 주의해야 해요. 이런 상호작용 때문에 당뇨와 염증이
곧잘 함께 나타나요.

● 당뇨와 염증이 함께 나타날 때 좋은 식재료

　1) 십자화과 채소
　　(브로콜리, 양배추, 케일, 방울양배추, 겨잣잎, 배추 등)

　2) 베리류(블루베리, 구기자, 딸기, 크랜베리 등)

　3) 유기황이 풍부한 마늘, 양파, 파 등의 향신료

　4) 녹황색 채소·과일류(당근, 단호박, 망고, 감귤류 등)

　5) 짙은 녹색 채소류(시금치, 쌈채소류)

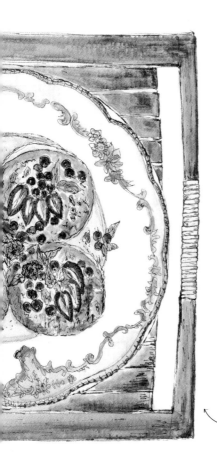

블루베리펜케이크

24

—

변비에 좋은
고구마푸룬팬케이크

고구마에 풍부한 수용성 식이섬유는 소화 과정에서 물과 결합해서 대변의 부피를 늘려주고, 변이 잘 이동하게 도와서 변비를 해결해줘요. 고구마는 또 저지방 저칼로리인데도 포만감을 주기에 식사 대용으로 좋은 착한 식재료예요.

푸룬 자두와 건자두의 섬유질은 성질이 부드러워서 소화를 돕고 변비에 좋아요. 비타민과 미네랄이 풍부하고, 자연당의 단맛까지 제공해줘서 포만감을 줘요. 다만 건자두는 당도가 높으므로 하루 섭취량은 7~8개를 넘기지 않는 게 좋아요. 한 번에 다 먹지 말고, 1회에 3~4개씩 드시면 좋아요.

고구마만 쪄서 먹거나 건자두를 따로 먹어도 좋지만, 같이 배합해서 팬케이크를 구워놓으면 간식이나 식사 대용으로 먹기 편해요. 게다가 사과와 바나나를 곁들이면, 풍부한 식이섬유, 수분, 비타민, 미네랄과 자연의 단맛을 더해줘요. 취향에 따라 둘 중 하나만 넣거나, 넣지 않아도 상관없어요. 제일 좋은 것은 자연 그대로 껍질째 먹는 방법이에요.

고구마에 들어 있는 칼륨은 신경 기능과 근육 수축, 심장박동 조절에 중요한 역할을 해요. 평소 음식을 짜게 먹거나 고혈압이면서 변비가 있다면 고구마를 매일 챙겨 먹는 식단에 포함시켜 꾸준히 섭취할 것을 추천해요.

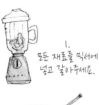

1.
모든 재료를 믹서에
넣고 갈아주세요.

2.
큰 볼에 옮겨 담은 후

3.
오븐 또는 쿠키팬에
반죽을 넣어요.
(모양 선택)

4.
오븐에서 190도로 20분
구워주세요!

⊙ 고구마푸룬팬케이크

재료

찐 고구마 1개, 사과 1/2개,
바나나 1개, 건푸룬 2개,
치아씨 1큰술,
아마씨 가루 1큰술,
사과식초 2큰술, 소금 1작은술

◦ 바삭하게 즐기고 싶다면,
  납작하게 눌린 귀리를 1/2컵
  섞어줘요.

TIP.

- 조금 더 묽은 반죽을 원한다면,
  귀리우유를 조금 넣어주세요.
- 아침 식사 대용으로는 (반죽 한
  수저 분량으로 구운 미니 팬케이
  크 사이즈로) 3~5장 정도 먹어요.
- 오후 간식으로는 2장 정도 먹어요.
- 시도 때도 없이 먹으면 배에 가
  스가 찰 수 있어요. 시간과 1일 섭
  취량을 정해서 드세요.

만들기

① 사과와 푸룬은 잘게 다지고
  바나나, 고구마는 포크로
  으깨줘요.

② 나머지 재료와 함께 볼에
  넣고 비벼줘요. 소금 간을
  해요.

③ 모양을 잡아 반죽을
  동그랗게 또는 하트
  모양으로 만들어요.

④ 오븐에서 190도 20분
  (에어프라이어에서 200도
  12분 또는 프라이팬에서
  앞뒤로 노릇하게) 구워요.

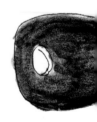

찐 고구마 1개

사과 1/2개

사과식초
2큰술

바나나 1개

소금 1작은술

건푸룬 2개

치아씨
1큰술

아마씨 가루
1큰술

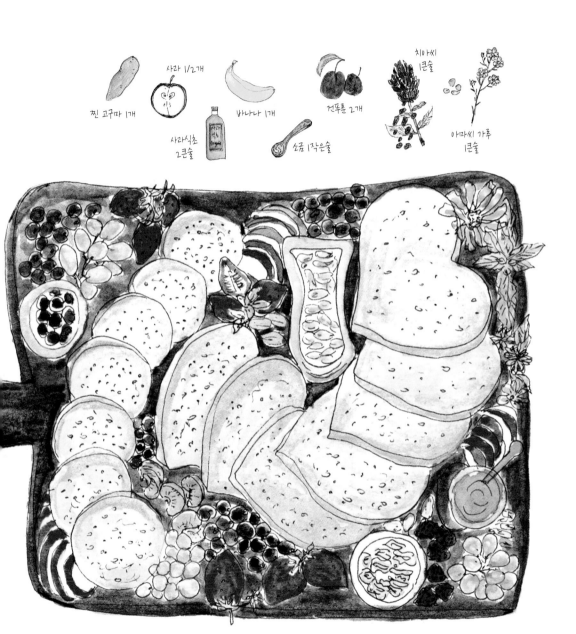

25

—

열 많은 사람의 염증 관리를 위한
서머그린샐러드

소화기와 기관지에 생긴 염증을 관리하는 데 좋은 배는 항산화물질인 비타민 C와 폴리페놀, 그리고 다양한 비타민과 미네랄을 제공하는데 특히 껍질 부위에 영양이 풍부해요.

오이는 수분함량이 높아 체내 수분을 보충하고 염증을 완화해요. 비타민C와 카로티노이드 같은 자유라디칼로부터 세포를 보호하고 염증을 줄여주는 항산화 물질이 풍부하게 들어 있고 소화도 잘돼요.

래디시에도 항염, 항산화물질이 풍부해서 이 세 가지를 함께 조리하면 항염작용이 배가돼요. 더군다나 모두 성질이 찬 편이라 열이 많은 사람이 여름을 나는 데 큰 도움이 돼요. 평소 몸이 냉한 사람이라면 어쩌다 한번 드시는 게 좋고, 생강즙을 넣어 드레싱을 만드세요.

그냥 뚝딱 썰어 먹어도 좋겠지만, 그러면 섭취량을 조절하기 힘들어서 너무 많이 먹어 속을 냉하게 할 수 있어요. 아무리 열이 많은 사람이라도 찬 음식을 많이 먹으면 설사가 나거든요. 그래서 양을 정해서 먹는 게 좋아요.

배, 오이, 래디시를 주재료로 만든 샐러드를 허브와 꽃으로 장식하면 여름용 파티 음식으로도 손색없는 근사한 요리가 돼요.

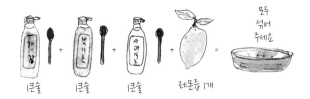

모두
섞어
주세요

1큰술   1큰술   1큰술   레몬즙 1개

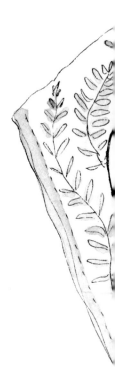

⊙ 서머그린샐러드

재료

배 1/2개, 오이 1/2개,
래디시 3개, 참외 1개

∘ 토핑용
  딜, 민트, 보리지꽃, 검은깨

∘ 드레싱
  간장 1큰술, 참기름 1큰술,
  사과식초 1큰술, 레몬즙 1개

만들기

① 모든 재료를 얇게 저미듯
  썰어 접시 위에 돌려가며
  담아요.

② 드레싱을 부어요.

③ 토핑을 해요.

● 예쁜 색을 원한다면, 간장
  대신 소금으로 간해요.

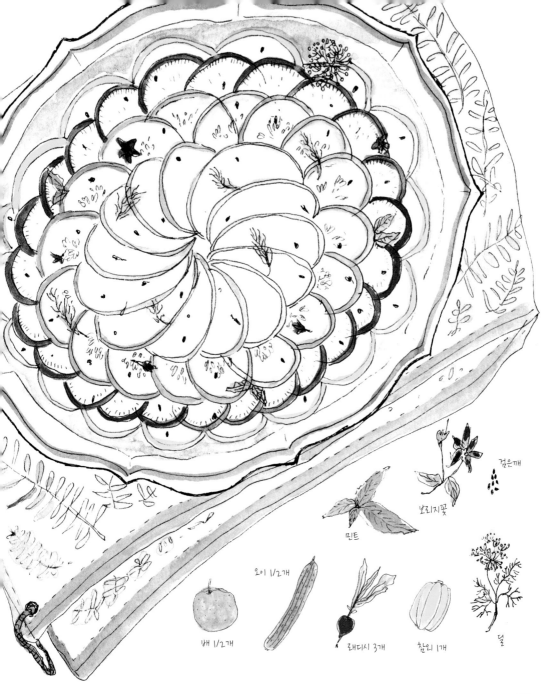

검은깨

보리지꽃

민트

오이 1/2개

배 1/2개

래디시 3개

참외 1개

딜

26
—
호르몬 균형을 위한
씨앗사이클링쿠키

씨앗사이클링쿠키는 에스트로겐과 프로게스테론의 건강한 균형을 위해 생리 주기의 두 단계 동안 특정 씨앗을 매일같이 먹도록 고안한 쿠키예요.

호르몬 균형은 식단, 운동, 수면, 스트레스, 환경 독소 등에 영향을 받아요. 어떠한 한 가지 요소만으로도 섬세한 균형이 깨질 수 있어요. 특히 생리 주기가 불규칙하고, 만성피로와 여드름, 갑상선 질환이 있거나 생리전증후군을 심하게 겪는 여성, 무월경 또는 생리통이 심하거나 폐경기증후군, 기타 여성호르몬 관련된 증상이 있는 여성에게 이 쿠키를 추천해요. 단 며칠 만에 효과가 나타나진 않지만, 한 달 동안 꾸준히 먹으면 뭔가 달라지는 느낌을 받을 거예요. 그리고 3개월을 지속하면 변화를 분명히 느낄 수 있어요.

우선 생리 주기를 확인한 후, 월경에서 배란까지 14일과, 배란 후부터 다음번 월경일까지 14일의 두 주기를 나눠 달력에 체크해요. 폐경기 여성이거나, 생리 주기가 28일이 아니더라도 상관없어요. 만약 14일 단위로 나눈 주기가 정확한지 확실치 않다면 달의 주기에 맞춰 쿠키를 구워요.

- 초승달에서 보름달(1일~14일) – 난포기, 배란기 – 호박씨와 아마씨
- 보름달에서 초승달(15일~28일) – 황체기, 생리기 – 해바라기씨와 참깨

생 리
불 순

생리통

갱년기
증후군

만 성
피 로

여드름

전립선
비대증

치 질

눈질환

고혈압

고 지
혈 증

변 비

당 뇨

⊙ 씨앗사이클링쿠키

재료

* 일주일 분량을 만들어 냉장 보관해요.

- **일주일 분량의 레시피**
  바나나 1개, 납작귀리 1/2컵, 아몬드버터 2큰술, 시드파우더 1주일분

- **취향에 따라 선택**
  소금, 건크랜베리, 건고지베리

○ **시드파우더**

초승달~보름달
매일 호박씨 2큰술+아마씨 2큰술(일주일분 각 14큰술)

보름달~초승달
해바라기씨 2큰술+참깨 2큰술(일주일분 각 14큰술)

만들기

① 달의 주기를 확인한 후, 시드파우더를 블렌더로 일주일 분량씩 갈아줘요.

② 바나나는 포크로 으깨줘요.

③ 볼에 눌린 귀리 1/2컵, 바나나, 아몬드버터, 시드파우더 일주일분을 섞은 후, 동그랗게 빚어요.

④ 190도로 예열한 오븐에서 25분간 구워요.
  * 프라이팬에서 구울 거라면, 납작하게 작은 전처럼 구워요.

가루 내어서 섞어주세요!

바나나 1개

납작귀리 1/2컵

아몬드버터 2큰술

1~14일
O - ☽ - ☽ - ☽ - O

15~28일
O - ☾ - ☾ - ☾ - O

호박씨 2큰술 + 아마씨 2큰술

해바라기씨 2큰술 + 참깨 2큰술

TIP.

- 쿠키 만들기가 귀찮다면, 블렌더로 곱게 가루로 만들어 하루에 2큰술씩 음식이나 스무디, 비건요거트 또는 비건우유에 타서 드세요. 샌드위치에 곁들여도 되고, 밥 위에 솔솔 뿌려도 좋아요. 바질과 함께 페스토를 만들어도 좋아요.
- 갈지 않고 먹고 싶다면 그것도 괜찮아요. 다만 아마씨는 통째로 먹으면 흡수가 잘 안되니 갈아 먹는 게 좋아요.

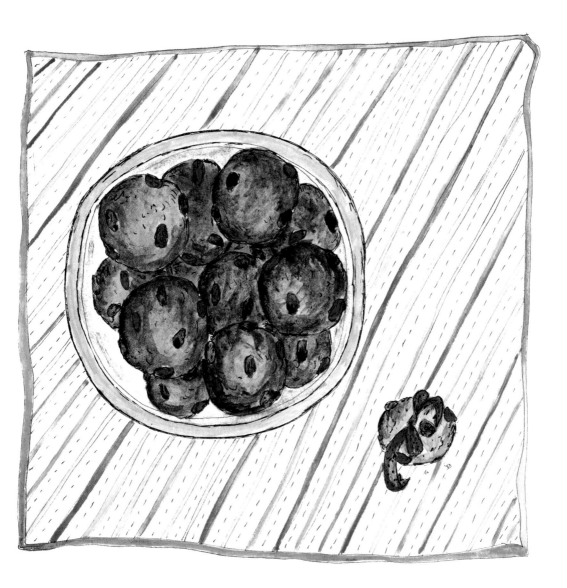

생리와 배란 사이의 기간을 '난포기'라 부르는데, 이 시기에 여성의 몸에서는 난자가 만들어지고 자궁벽에서 면역세포들이 발달하기 시작해요. 새로운 난자를 만들어내는 리듬은 감정과 에너지 흐름에도 영향을 미치는데, 무언가를 시작하는 적극적이고 진취적인 성향이 생겨나죠. 몸에서는 배란기가 가까워질수록 난포자극호르몬(FSH)과 황체호르몬(LH)의 양이 증가하기 시작해요.

그러다가 '배란기'가 되면 두 호르몬의 양이 갑자기 증가하면서 에스트로겐의 분비 역시 최고조에 이르러요. 이 시기에 여성은 다른 기간보다 여성적이며 성적 매력이 넘치는 상태가 돼요. 다시 말해 이성을 유혹하기에 최상의 상태가 되죠. 감정적으로도 가장 만족도가 높아지는 시기여서 웬만한 일에는 화도 잘 내지 않고 긍정적이 돼요.

난포기와 배란기를 합쳐 14일 정도가 지속돼요. 그러다가 배란 후 수정에 성공하지 못하면 에스트로겐 수치가 급격히 떨어지면서 프로게스테론 양이 증가하기 시작하는데, 이 시기를 '황체기'라고 불러요. 황체기는 내면의 문으로 들어가 무의식적인 자아와 만나는 내향적이고 사색적인 시기에요. 수정을 위해 준비했던 자궁내막이 두툼해진 상태로, 몸이 묵직하고 무거워지며 신경이 예민해지고 감정적으로 좌절감과 우울감이 찾아들어요. 마치 실연이라도 당한 사람처럼 뭔가 뜻대로 일이 풀리지 않는 듯 피해의식이 발동하기도 해요. 생리기가 다가올수록 몸에서는 한 달 동안 쌓여 있던 노폐물과 독소들이 배출되기 시작하는데, 이 과정에서 복통이나 요통, 유방통을 심하게 느끼기도 해요. 평소보다 훨씬 예민해지므로 사랑과 관심을 많이 필요로 해요. 피부 상태는 건조해지고 체온은 올라가며 식욕이 늘거나 욕구불만을 느끼곤 해요.

이런 감정 변화와 무거운 리듬은 '생리기' 동안 계속돼요. 배란기의 생기발랄함은 어디론가 숨어버리고, 기분이 처지면서 평소보다 깊이 자기 속으로 빠져들어요. 생리기에 여성은 사회적인 소통보다는 내면의 대화에 귀를 기울이는 것이 좋아요. 마치 밀물이 들어오는 것과 같이 에너지의 흐름이 안으로 향하는 시기이기 때문이에요. 이 리듬을 활용하면 내면 깊이 자리 잡은 여성적 자의식과 만날 수 있고, 여성적 자아로부터 영감을 얻거나 자신의 잠재적인 능력을 발견할 수도 있어요. 생리가 끝나갈 무렵이 되면 마치 어둠의 장막이 걷히고 새벽이 밝아오듯 긴 터널을 지나온 기분이 들면서 몸과 마음이 서서히 가벼워지기 시작하죠. '황체기'와 '생리기'를 합쳐 14일간 진행돼요.

첫 14일(난포기와 배란기) 동안, 호박씨와 아마씨에 풍부한 오메가-3, 아연, 리그난 성분이 자궁으로 가는 혈류를 촉진하고 프로게스테론 분비와 세포막을 건강히 유지할 수 있게 도와줘요. 또 에스트로겐 양을 조절해줘요. 다음의 14일(황체기와 생리기) 동안, 참깨와 해바라기씨가 프로게스테론 분비를 늘려주고 과도한 에스트로겐을 차단해요. 해바라기씨는 셀레늄이 풍부해서 황체기에 과도하게 분비된 에스트로겐으로 인해 지친 간을 해독해요.

* 심리적이고 정신적인 대처와 더불어 규칙적인 식사 루틴, 운동, 숙면, 스트레스 관리 등 다양한 노력을 기울여야 해요.

27

—

불면증에 좋은

연잎감국차

잠 못 드는 밤을 보내는 사람들이 많아요. 잠을 자더라도 충분히 이완되지 못해서, 자고 일어나도 찌뿌둥한 사람들은 더 많고요. 이런 분들을 위해 연잎감국차를 추천해요.

연잎의 아르기닌, 티아민, 비타민 B_6 등의 성분과 감국과 라벤더, 레몬밤의 리날로올, 리모넨 등의 성분은 신경계를 안정시키고 불안을 다스려줘요. 또 연잎과 감국은 비타민C, 폴리페놀 등의 항산화성분이 풍부해서 스트레스를 완화하면서 수면을 유도하는 호르몬인 멜라토닌의 분비를 촉진해줘요. 수면의 질도 높여주기 때문에, 이 차를 마시면 아침에 푹 쉬고 일어난 상쾌한 기분이 들 거예요.

잠을 잘 자는 사람은 우울증이나 만성 스트레스, 두통으로부터도 자유로운 편이에요. 그렇지만 차를 마시는 것만으로 불면증을 완전히 해소하기는 힘들어요. 복잡한 문제들에서 벗어나 마음을 편안히 하기 위한 구체적인 노력이 필요해요. 가장 효과적인 방법은 매일 일정한 시간에 먹고, 운동하는 습관이에요.

어떤 사람들은 뭐든 너무 열심히 하는 경향이 있어요. 공부도 일도 취미생활도, 심지어 연애마저도 너무 열심히 해서 탈이 나죠. 열심히 하는 것도 중요하지만, 자신의 중심을 잃지 않고 적당히 즐기는 게 중요해요. 일상의 루틴을 건강하게 관리하면 대부분 질병은 완화되죠.

불면증은 결국, 어쩌다 놓쳐버린 일상의 편안함을 되찾으라고 경고하는 사이렌 같은 게 아닐까 싶어요. 이제 그만하고 잠이나 자자고 외치는 하소연일 수도 있고요.

차 한잔하면서 한번 생각해보도록 해요. 내가 지금 뭘 놓치고 살아가고 있는지 말이에요.

불면증

불 안
장 애

우울증

두 통

생리통

염증성
질 환

황 반
변 성

백내장

아토피
피부염

⊙ 연잎감국차

재료

연잎, 감국(또는 캐모마일),
라벤더, 레몬밤 각 0.5g씩

* 주의 : 연잎에는 자궁 수축을
  돕는 옥시토신이 들어 있어서
  임산부, 수유부는 드시면 안
  돼요.

만들기

① 각각의 허브를 계량한 다음,
   찻주전자에 담아요.

② 뜨거운 물 300ml를 부어
   3분간 우린 후 마셔요.

③ 식사 전후 1시간 반 사이는
   피해, 하루 2회 마셔요.
   – 취침 3시간 전부터는 차를
     마시지 않아요.(수면 중
     소변을 보러 가게 되어
     숙면을 방해해요.)

④ 불면이 심하다면, 취침
   1시간 전에 반 컵 정도를
   마셔보세요.

TIP.

차를 즐기는 습관을 들이려면, 차를 마시며 명상하는 시간을 가져보세요.
따뜻한 찻잔을 양손으로 편안하게 잡은 후, 찻잔의 온도, 찻물의 맑은 색조
와 향, 그리고 섬세한 맛을 즐기는 거예요.
차 한 모금을 넘기면서, 입과 목 안의 느낌에도 집중해요. 몸이 따뜻해지고
이완되는 기분이 들 거예요. 그리고 저절로 지금 이 순간에 집중하게 되죠.
매일 5분의 차 명상으로 몸과 마음을 힐링하세요.

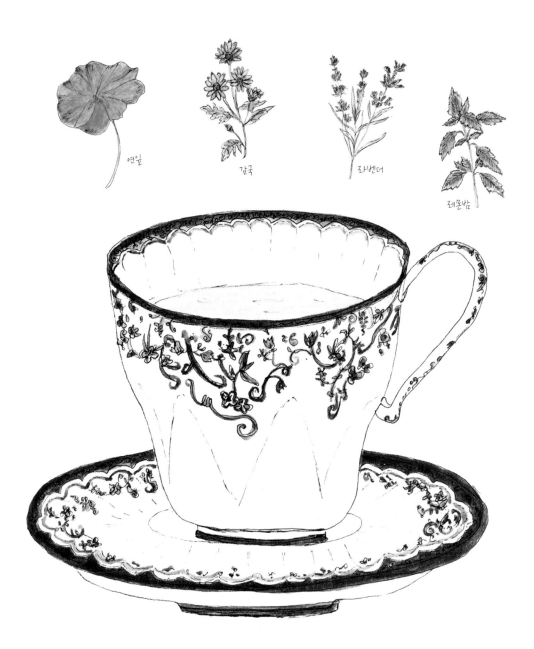

연잎

감국

라벤더

레몬밤

28

—

냉증을 없애주는
복숭아밤수프

분홍빛의 달콤한 과일, 복숭아는 과일 중에서 드물게 성질이 따뜻해서, 몸을 따뜻하게 하고 냉증을 개선하는 데 도움이 돼요. 안토시아닌, 폴리페놀 등 항산화성분이 들어 있어 노화 방지에도 좋아요. 주로 생으로 먹는 과일이지만, 익혀서 수프로 만들어 먹으면 체열을 올려주고, 소화기능을 개선하는 데 도움이 돼요.

밤도 성질이 따뜻해서, 혈액순환을 돕고 노화를 방지하면서 기력을 증진해줘요. 게다가 포만감을 주면서도 칼로리는 낮아서 한방에서는 비만약으로 처방하기도 해요.

단맛이 나는 밤과 단맛과 신맛이 어우러진 복숭아를 함께 조리하면 맛난 힐링 수프를 만들 수 있어요. 여기에 따뜻한 성질의 부추를 더하면, 초록색을 띤 이국적인 수프가 되죠.

함께 곁들이는 부추, 생강, 마늘, 양파, 계피 모두 따뜻한 성질을 가진 재료들이에요.

타고난 체질을 하루아침에 바꿀 수는 없지만, 꾸준히 섭취하면 시나브로 치유할 수 있는 게 냉증이에요. 겨울철 손발이 너무 차서 다른 사람들과 악수하기가 꺼려지는 분들이나 추위를 많이 타는 분들께 추천해요.

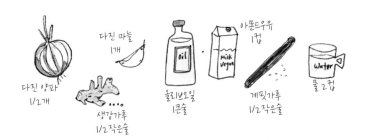

다진 양파
1/2개

생강가루
1/2작은술

다진 마늘
1개

올리브오일
1큰술

아몬드우유
1컵

계핏가루
1/2작은술

물 2컵

⊙ 복숭아 밤 수 프

재료

불린 찹쌀 1/2컵, 깐 밤 1컵,
다진 부추 1/2컵, 복숭아 1/2개,
다진 양파 1/2개, 다진 마늘 1개,
올리브오일 1큰술,
아몬드우유 1컵, 물 2컵,
딜 조금, 생강가루 1/2작은술,
계핏가루 1/2작은술

TIP. 냉증에는 이렇게 대처하세요

냉증은 일반적으로는 몸이 찬 것을
뜻하지만, 구체적으로는 손발이 차
고 어지럼증, 두통, 소화불량, 변비
등의 증상이 함께 나타나는 것을
말해요. 보통 여성들에게 더 많이
나타나고요. 스트레스, 과로, 수면
부족 등이 원인이에요. 갑상선기능
저하증, 당뇨, 심혈관질환들로 인
해 냉증이 생기기도 해요.
냉증을 완화하려면 규칙적인 식사
와 스트레스 관리가 기본이고요,
여성이라면 하복부를 따뜻하게 하
세요. 족욕, 각탕, 반신욕을 정기적
으로 하는 것도 도움이 돼요.

만들기

① 블렌더에 불린 찹쌀, 깐 밤,
　다진 부추, 복숭아를 넣고
　갈아줘요.

② 올리브오일, 다진양파, 다진
　마늘, 생강을 넣고 팬에서
　볶아줘요.

③ 여기에 아몬드우유와 물을
　넣고 중불로 10분간 끓인
　후, 불을 줄여 약불로 잘
　저어가며 10분 더 끓인 다음
　소금으로 간해요.

④ 밤가루(잣가루도 좋아요),
　부추, 계핏가루를 조금
　다져서 토핑해요.

◦ 취향에 따라 조청이나
　시럽을 추가해서 맛을 내요.

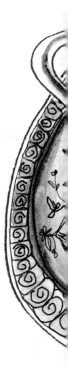

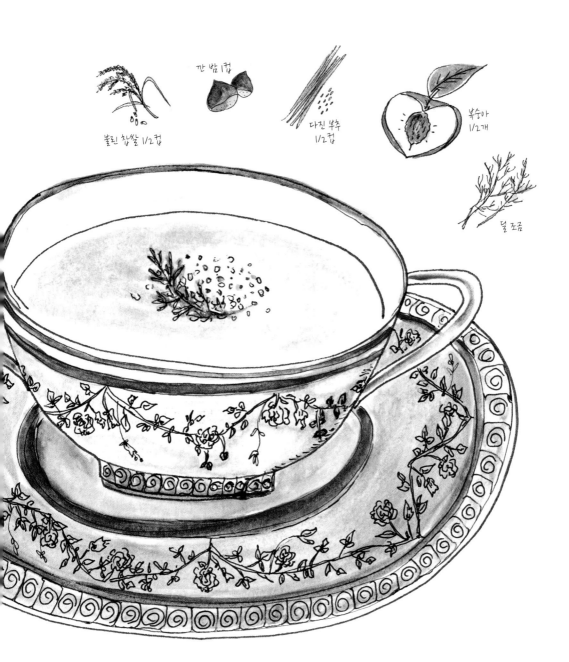

불린 찹쌀 1/2컵

깐 밤 1컵

다진 부추 1/2컵

복숭아 1/2개

덜 조금

29
—

우울증을 개선하는
다크초콜릿퐁듀

다크초콜릿에는 도파민과 세로토닌의 분비를 촉진해서 기분을 좋게 만들어주는 페닐메틸아민이 들어 있어요. 뇌로 산소와 영양분이 공급되는 것을 돕는 카카오폴리페놀이라는 성분도 들어 있고요. 그래서 다크초콜릿을 먹으면 우울증과 스트레스 반응을 줄이는 데 도움이 되죠.

하지만 당분이 많이 포함된 초콜릿은 염증을 유발하고 살을 찌우므로 코코아 함량이 75% 이상인 다크초콜릿을 하루에 30g 이하로 양을 제한해서 먹는 게 좋아요. 코코아 함량이 높을수록 카카오폴리페놀 함량도 높아요.

너무 많이 먹으면 설사가 나기도 하고, 카페인 때문에 오히려 불안해지거나 두통이 생기고, 잠이 잘 오지 않기도 해요. 카페인은 혈압을 상승시키니까 고혈압이 있는 분들이라면 조금만 드셔야 해요.

우울한 사람들은 매사 의기소침해지기 쉬워요. 끼니를 대충 때우거나 간단하게 배달 음식으로 해결하려고 들죠. 때로는 굶기도 하고, 그러다가 폭식을 하며 스트레스를 해소하려고 하기도 해요.

그런 분들일수록 우울해하는 자신을 마치 영화 속 주인공처럼 애정 어린 시선으로 바라봐주는 자세가 필요해요. 다크초콜릿퐁듀를 만들어 스스로를 위한 작은 파티를 열어보면 어떨까요?

생각보다 번거롭지 않아요. 퐁듀를 즐길 그릇이 준비되어 있다면 좋겠지만, 그렇지 않다면 작은 냄비와 포크로도 충분해요. 고소한 견과류와 과일, 비스킷과 와인 한 잔을 곁들이면 좋아요. 때로는 친구들을 불러 함께 즐겨도 좋아요.

우울한 것도 습관이에요. 우울하지 않으면 어색해서 자꾸 자신만의 '우울한 방'으로 스스로를 밀어 넣는 습관이 생긴 것이죠. 다크초콜릿퐁듀를 즐기며 우울한 방에서 나와 감성적인 힐링 공간으로 들어가보세요. 좋아하는 음악을 곁들인다면, 로맨틱한 시간이 될 거예요.

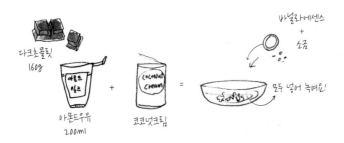

다크초콜릿
160g

바닐라에센스
+
소금

아몬드우유
200ml

코코넛크림

모두 넣어 녹여요!

⊙ 다크초콜릿퐁듀

재료

다크초콜릿(코코아 함량 75%
이상) 160g, 아몬드우유
(또는 귀리우유) 200ml,
견과 크런치(땅콩, 아몬드,
피스타치오, 호박씨 등),
각종 과일과 비건과자,
바닐라에센스, 소금 조금

∘ 옵션
코코넛크림, 슈거파우더를
넣으면 달콤하게 즐길 수
있어요.(단 고혈압, 당뇨가
있거나 비만하신 분들은
주의)

만들기

① 아몬드우유에 다크초콜릿을
부수어 넣고 중탕하여
녹여줘요.

② 퐁듀 그릇에 부은 후,
따뜻하게 즐겨요.

③ 과일에 초콜릿을 묻힌 후,
견과 크런치를 묻혀 먹으면
맛나요.

∘ 더 맛나게 즐기려면,
코코넛크림을 추가해요.
하지만 쌉싸름한 맛
그대로도 좋아요.

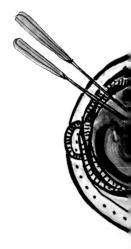

TIP.
다크초콜릿퐁듀를 즐길 때, 서빙용 도마 위에 아기자기하게 과일, 꽃, 비스
킷, 견과류를 플레이팅해보세요. 완성되면 사진으로 한 장 남기고, 그날의
감상도 메모해둬요.

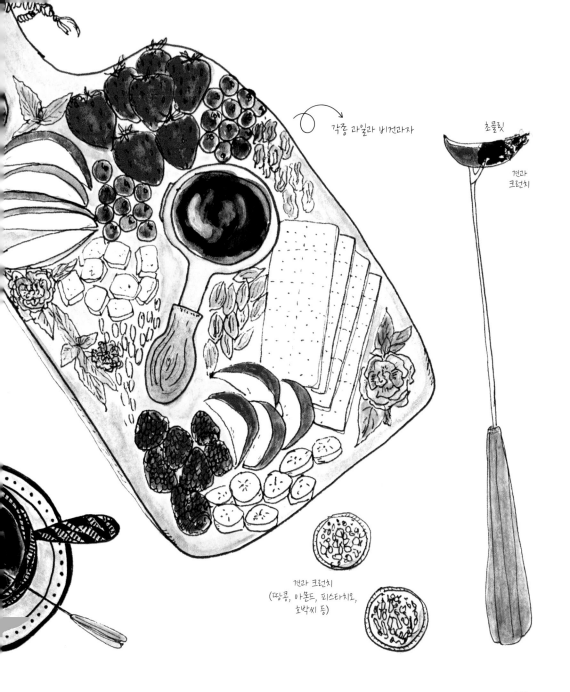

각종 과일과 비건과자

초콜릿

견과
크런치

견과 크런치
(땅콩, 아몬드, 피스타치오,
호박씨 등)

30

—

당뇨와 탄수화물중독 치료하는
채소누들

흰쌀밥, 흰 밀가루 음식, 설탕이 많이 들어간 케이크나 디저트류와 같이 정제된 탄수화물은 우리를 기분 좋게 하는 도파민 분비를 촉진하고, 뇌의 보상 시스템을 활성화해서, 자꾸만 더 먹고 싶게 만드는 중독을 유발해요. 특히 스트레스를 받으면 부신에서 코르티솔 호르몬을 분비하는데, 코르티솔은 탄수화물 분해를 촉진해서 혈당을 끌어올려요. 스트레스를 받을수록 더 단 음식이 당기고, 국수나 빵류가 먹고 싶어지죠. 이럴 때 탄수화물을 빨리 섭취하지 않으면 불안해지면서 우울감과 피로감이 나타나요. 그래서 자꾸만 탄수화물을 폭식하게 되고, 이런 식습관에 길들면 당뇨, 고혈압, 심장병에 걸릴 위험이 높아지고 비만해지기 쉽죠.

탄수화물중독을 치료하는 데 가장 효과적인 방법은 섬유질이 풍부한 채소를 충분히 먹는 거예요. 그런데 채소에 익숙하지 않은 사람들은 아무리 몸에 좋다고 해도 선뜻 손이 안 가죠. 자꾸 국수가 당기고 채소에는 손이 안 갈 때, 채소를 이용해서 국수를 만들어 드셔보세요. 채소로 만든 국수를 일반 국수처럼 양념해서 먹거나 더 맛있게 조리해서 먹으면 서서히 탄수화물중독에서 벗어날 수 있어요. 채소누들은 혈당 조절에 도움이 되는 식이섬유가 풍부해서 인슐린 저항성을 개선하고, 당화혈색소와 혈당수치를 잡아줘요.

양념할 때 당분류, 특히 설탕은 되도록 사용하지 말고, 정제염보다는 국간장이나 소금을 사용하세요. 그리고 섬유질이 풍부한 채소로 국수를 만드는 게 더 효과적이에요. 여기에 소개한 드레싱을 응용해서 익숙하면서도 맛난 채소누들을 즐겨보세요.

⊙ 채소 누들

재료

① 오이국수
오이 1개, 적양파 1/2개,
잣 2큰술, 다진 쪽파 1큰술
  ◦ 드레싱 - 생강즙 1큰술, 레몬즙
  1큰술, 매실청 1큰술, 참기름
  1큰술, 통깨 1작은술, 다진 마늘
  1작은술, 소금 1작은술

② 당근국수
당근 1개, 양송이 3개,
양파 1/3개, 다진 땅콩 1큰술,
다진 쪽파 1큰술
  ◦ 드레싱 - 맛간장 2큰술, 참기름
  2큰술, 다진 마늘 1작은술, 레몬즙
  1큰술, 후추 1/2작은술

③ 애호박국수
애호박 1/2개, 옥수수알 2큰술,
다진 바질잎 2큰술, 다진 캐슈넛
2큰술, 방울토마토 3개
  ◦ 드레싱 - 맛간장 1큰술, 올리브유
  1큰술, 레몬즙 1큰술, 다진 마늘,
  다진 생강, 조청 각 1큰술, 소금,
  후추

④ 비트국수
비트 1개, 다진 호두 2큰술,
비건그릭요거트 3큰술, 민트잎
2큰술, 레몬 껍질 1큰술
  ◦ 드레싱 - 올리브오일 2큰술,
  레몬즙 2큰술, 소금 1작은술, 다진
  마늘 1작은술

만들기

① 오이국수 – 오이면, 채
썬 양파, 드레싱을 섞은
후, 잣, 다진 쪽파를
토핑해요.

② 당근국수 – 달군 팬에
당근면, 얇게 썬 양송이,
양파를 넣고 볶아준
다음, 소스를 넣어 한 번
더 볶아요. 다진 땅콩과
쪽파를 토핑해요.

③ 애호박국수 – 달군 팬에
애호박면과 드레싱을
넣고 볶은 후, 다진
바질잎, 방울토마토를
넣어 다시 볶아줘요.
다진 캐슈넛과
옥수수알을 토핑해요.

④ 비트국수 – 비트면을
데치거나 찐 후,
요거트와 드레싱을
섞어 면과 함께 비벼요.
다진 호두, 민트잎,
레몬 껍질을 토핑해서
즐겨요.

TIP.

채소를 면처럼 얇게 썰어주는 스파이럴라이저를
소개해요. 집에서 사용하는 감자 껍질 벗기는 도구
나 채칼을 사용해도 돼요. 스파이럴라이저는 다양
한 모양으로 국숫발을 만들 수 있는 장점이 있어요.
모양이 그럴듯하면 포만감도 느껴지니 자주 즐기
고 싶다면 하나쯤 장만해두는 것도 좋아요.

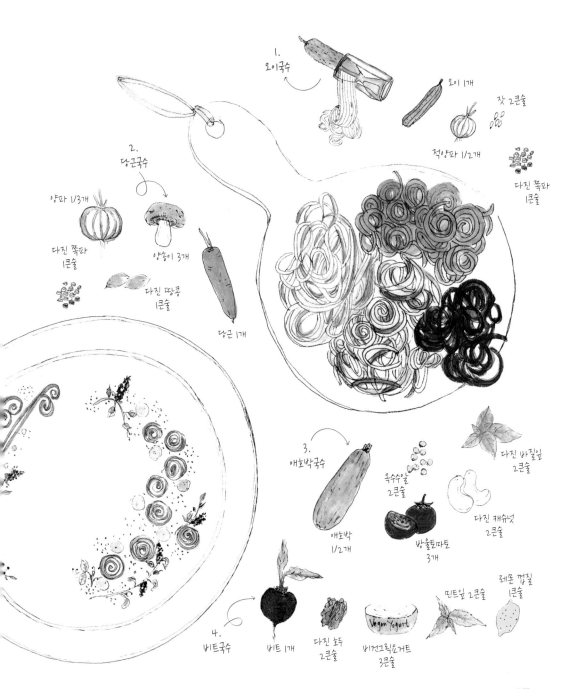

1.
오이국수

오이 1개

잣 2큰술

적양파 1/2개

다진 쪽파
1큰술

2.
당근국수

양파 1/3개

다진 쪽파
1큰술

양송이 3개

다진 땅콩
1큰술

당근 1개

3.
애호박국수

애호박
1/2개

옥수수알
2큰술

방울토마토
3개

다진 바질잎
2큰술

다진 캐슈넛
2큰술

4.
비트국수

비트 1개

다진 호두
2큰술

비건그릭요거트
3큰술

Vegan Yogurt

민트잎 2큰술

레몬 껍질
1큰술

31

—

빈혈 잡는
매생이전

철분이 우유보다 40배나 많은 매생이는 철 결핍성 빈혈을 예방하고 개선하는 데 도움이 되는 식재료예요. 게다가 엽산도 우유보다 5배 많아서 엽산 결핍성 빈혈에도 효과가 있어요.

비타민C는 철분 흡수를 도와요. 그래서 철분제를 복용할 때 오렌지주스와 함께 먹으라고 하죠. 매생이는 비타민C도 풍부해서 철분 흡수도 잘돼요. 매생이를 꾸준히 섭취하면 철이나 엽산 부족으로 인한 빈혈 증상을 완화하고 정상적인 헤모글로빈 수치를 회복하는 데 도움이 돼요.

매생이는 일단 찬물에 씻어서 쓴맛을 제거한 후 섭취하는 게 좋아요. 생으로 먹기보다는 보통 익혀서 국이나 전, 무침, 튀김에 활용해요. 하지만 몸이 냉한 사람이 한 번에 너무 많이 먹으면 설사나 복통 등 부작용이 생기기도 해요.

매생이와 두부는 궁합이 좋은 식재료예요. 매생이의 철분과 두부의 비타민C가 결합해서 철분 흡수를 도울 뿐만 아니라, 둘 다 엽산이 풍부해서 빈혈 개선에 아주 효과적이고, 칼슘도 풍부해서 뼈도 튼튼하게 해줘요. 또 둘 다 단백질 함량이 높아서 근육량은 늘리되 체중은 줄일 수 있는 다이어트 식품이에요. 게다가 특별한 조리법이 아니어도 함께 조리하면 고소한 맛이 일품이에요.

⊙
매
생
이
전

재료

매생이 1컵, 두부 1/2모,
통밀가루 1/2컵, 감자전분
1/4컵, 홍고추 1/2개, 현미유
1큰술

∘ 드레싱

맛간장 2큰술, 레몬즙 1큰술,
청양고추 1/3개, 다진 마늘
1작은술, 매실청 1작은술,
참기름 1작은술, 통깨
1작은술, 다진 쪽파 1작은술

만들기

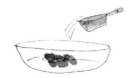

① 큰 볼에 매생이 1컵,
  통밀가루, 전분, 으깬 두부를
  모두 넣어 잘 섞어줘요. 반죽
  상태를 보아가며 물을 조금
  넣거나 소금 간을 해요.

② 중불에서 현미유 1큰술을
  두른 후, 앞뒤로 노릇하게
  구워줘요.

③ 씨를 빼낸 홍고추를
  동그랗게 썰어 토핑해요.

④ 드레싱을 곁들여 즐겨요.

TIP.

빈혈은 혈액 내 적혈구 수나 헤모글로빈 농도가 정상보다 낮은 상태를 말
해요. 적혈구는 혈액 내에서 산소를 운반하는 역할을 하는데, 수가 부족하
면 신체의 모든 세포에 산소가 충분히 공급되지 못해요. 원인은 적혈구의
헤모글로빈을 구성하는 성분인 철분 또는 적혈구를 생성하는 데 필요한
영양소인 엽산이나 비타민 B_{12}가 부족하기 때문이에요.
피로감과 두통, 어지럼증, 가슴 두근거림, 호흡곤란, 손발톱에 하얀 선이
나타나거나 피부색이 창백해지는 증상이 있다면 빈혈을 의심해봐야 해요.
특히 월경량이 많거나 임산부인 경우, 출혈이 있거나 만성질환이 있는 분
들은 빈혈이 생기지 않도록 신경 써야 해요.

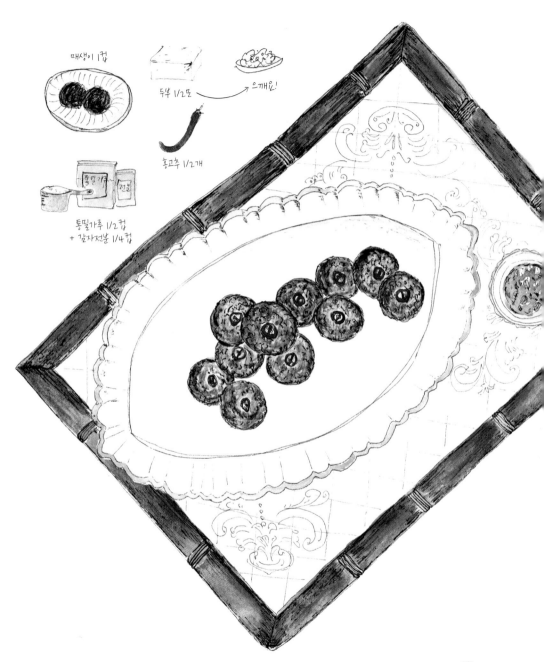

매생이 1컵

두부 1/2모 → 으깨요!

홍고추 1/2개

통밀가루 1/2컵
+ 감자전분 1/4컵

Magic Spoon

High Protein,
Plant-Based Recipes

03

식물성 단백질 레시피

지구 인구가 100억이 되는 시대(2050년 예상)를 대비하여, 전 세계 석학 37명이 모여 지구와 인류의 건강을 위한 사상 최초의 식단 가이드, 『지구건강식단(*Planetary Health Diet*)』을 발간했어요. 이 보고서에서 제시한 건강한 식단 모델 '지구건강접시(Planetary Health Plate)'에서는 50%는 과일과 채소로, 나머지 절반은 섭취 에너지를 고려해서 주로 통곡류, 식물성 단백질, 불포화 식물성기름과 소량의 동물성 단백질로 구성하고, 정제곡류, 가공식품, 첨가당은 되도록 먹지 말라고 권고했어요.

그리고 성인 하루 평균 2,500kcal를 기준으로 과일과 채소는 각각 200g, 300g을, 통곡물은 232g, 견과류는 50g, 콩은 75g을 섭취할 것을 권장한 반면, 동물성 단백질의 경우 붉은색 살코기(소고기, 돼지고기, 양고기)는 14g 이하로 제한할 것을 제시했어요. 서울을 비롯해서 전 세계 16개 도시가 이 모델을 공공식단 가이드로 채택했어요. 그리고 하버드 공중보건대학에서 제시하는 '건강한 한 끼 식사' 모델과 캐나다의 '국민 식단 가이드'에서는 과일과 채소를 50%, 통곡류를 25%, 식물성 단백질 위주의 단백질을 25% 섭취할 것을 권장하고 있어요.

최근 덴마크 정부는 세계 최초로 국가 차원에서 식물성 식단에 관한 정책을 채택했고, 뉴욕시는 비건으로 알려진 에릭 애덤스 시장의 주도 하에 채식 식단을 공공정책과 병원, 학교 급식에 반영하고 있어요.

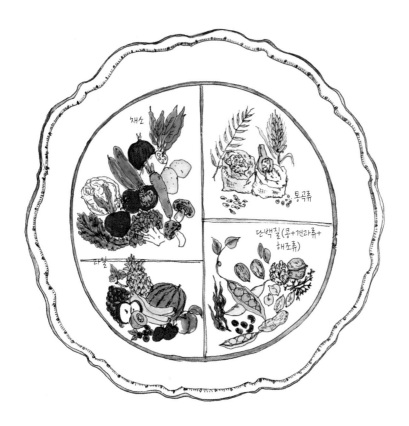

이처럼 전 세계의 식단 가이드는 식물성 단백질 섭취를 강조하고, 동물성 단백질은 건강을 위해서라도 제한하라고 권하고 있어요.

2023년에 발표된 옥스퍼드대학의 연구에 따르면, 비건 식단은 일반 식단에 비해 온실가스 배출량을 73%나 줄일 수 있다고 해요. 고기 대신 콩 등 식물성 단백질을 다양한 방식으로 즐기는 것은 우리의 건강뿐만 아니라 지구를 지켜주는 식사법인 셈이죠.

32
—

고기 대신
매시트콩고기타코

2023년 미국농무성(USDA)에서 제시한 100g당 단백질 함유량을 보면, 검은콩은 21.6g, 병아리콩은 20.5g, 호두는 14.3g, 퀴노아는 14.1g이에요. 소고기(안심 또는 등심)는 26.1g, 생선은 18.5g, 계란은 12.6g이지만, 동물성 단백질은 포화지방과 콜레스테롤 함량이 높아서, 건강을 고려한다면 식물성 단백질을 추천해요. 특히 붉은색 고기는 세계보건기구에서 암을 유발한다고 경고한 식재료이니 삼가면 좋겠어요.

검은콩, 병아리콩, 호두, 퀴노아 모두 단백질 외에도 섬유질, 철분, 마그네슘, 칼륨이 풍부해요. 호두는 오메가-3 지방산과 식이섬유가 많이 들어 있어서 변비 예방에도 좋고 염증을 예방하고 신경을 안정시켜줘요.

통곡류는 껍질과 배아를 함께 먹기 때문에 껍질을 벗긴 곡물보다 영양 면에서 매우 우수해요. 특히 단백질 함량이 적당해서, 혈당과 콜레스테롤 수치를 조절해주고, 심장과 소화기를 건강하게 하고 살도 찌지 않게 해줘요.

채식을 하면 영양이 부족하지 않느냐, 풀떼기 밥상만으로 어떻게 건강을 유지할 수 있느냐고 묻는 친구가 있다면, 매시트콩고기(mashed beans)타코를 만들어 주세요. 비건 가공식품이나 대체육과는 다른 채식 고유의 식감과 영양을 맛볼 수 있을 거예요.

2018년 옥스포드대학 마틴 스쿨의 연구에 따르면, 단백질 1kg당 소고기가 두부보다 5배, 콩보다 10배나 많은 온실가스를 배출한다고 해요. 지구와 건강을 위해 동물성 단백질보다는 식물성 단백질을 섭취하면 좋겠어요.

변비
만성염증
뇌졸중
관상동맥질환
당뇨
고혈압
치매
면역력저하
골다공증

재료

통밀또띠아 2장, 방울토마토
3~5개, 매시트콩고기(삶은
검은콩 1/2컵, 삶은 퀴노아
1/2컵, 삶은 병아리콩 1/2컵,
호두 1/2컵), 상추 2장,
오이 1/3개, 적양파 1/4개,
카레 가루 1작은술, 소금 조금

∘ **타코드레싱**
비건요거트 1/2컵, 라임
1큰술(1/2개 분량), 사과식초
1큰술, 다진 양파 1작은술,
다진 마늘 1작은술,
조청(또는 메이플시럽)
1작은술, 소금 조금

∘ 라임 대신 레몬즙을 넣거나
생략해도 됨

만들기

① 매시트콩고기를 만들어요

(1) 퀴노아, 검은콩, 병아리콩,
호두(모두 삶은것)를
각 1/2컵씩 계량하여
블렌더에 담고, 카레 가루
1작은술(취향에 따라
1큰술까지 가능), 소금 조금을
넣어 섞어줘요.

(2) 오븐팬에 종이포일을
깔고 옮겨 담아요.

(3) 200도(392°F)에서
10~15분간(에어프라이어
사용 시 200도에서 15분간)
구워요.

＊ 일반 팬을 사용할 때는 기름
없이 노릇하고 바삭하게 잘
저어가며 구워요.

② 통밀또띠아를 팬에서
앞뒤로 살짝 구운 후,
매시트콩고기, 채 썬 오이,
상추, 방울토마토, 채 썬
적양파를 얹어요.

③ 타코드레싱을 뿌린 후
반으로 접어 즐겨요.

TIP.

매시트콩고기는 한 번에 많이 만들어서 냉동해놓고 필요할 때마다 조금씩
해동하여 사용할 수도 있어요. 타코에 넣어도 좋고, 샐러드나 밥, 면류에
토핑해도 맛있어요. 또는 오픈샌드위치에 토핑해서 즐길 수도 있어요. 카
레 가루 대신 훈제 향이 나는 스모크파프리카 파우더를 넣기도 해요.

방울토마토
3~5개

삶은 검은콩
1/2컵

삶은 퀴노아
1/2컵

삶은
병아리콩
1/2컵

호두 1/2컵

상추 2장

오이 1/3개

적양파
1/4개

카레 가루
1작은술

소금 조금

통밀또띠아 2장

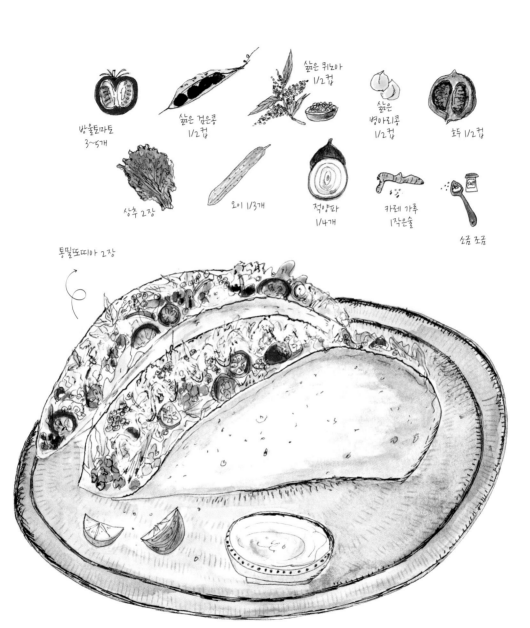

33

———

영양 많은
발아현미 생채식

현미는 발아 과정에서 비타민B₁, 비타민E, 폴리페놀, 항산화성분 등 영양이 증가하고, 소화 흡수를 촉진하는 효소가 생성돼요. 발아현미는 현미보다 섬유질이 많아 포만감이 크고, 천천히 소화되기 때문에 공복감이 덜해서 식욕 조절에도 효과적이에요. 또 발아현미에는 다양한 비타민과 미네랄이 들어 있어 노화와 치매를 예방해주고 면역력도 증진해줘요.

발아현미로 밥을 지어 먹어도 좋지만, 생식을 하면 혈당 조절 효과가 더 뛰어나요. 그래서 당뇨가 있는 분들에게 발아현미 생식을 권하고 싶어요. 또 생식은 체중 감량 효과도 탁월하니 비만한 분들이나 날씬한 몸매를 유지하고픈 분들에게도 추천드려요.

다만 발아현미에 풍부하게 들어 있는 수용성 식이섬유는 배변 활동에는 도움이 되지만, 과다 섭취할 경우 소화불량을 유발할 수 있어요. 뭐든 지나친 것은 모자라니만 못하죠. 건강을 챙길 때도 적당히 균형을 잡는 태도가 중요해요.

생식을 전혀 해보지 않은 분들이 처음 시도할 때는 너무 욕심을 부리지 않는 게 좋아요. 처음에는 화식(불을 이용해 조리한 음식)과 생식 비율을 반반 정도로 하여 식사하고, 어느 정도 적응되면 온전한 생식으로 전환하는 게 좋아요.

생식이 몸에 잘 맞으면 이보다 편하고 좋은 식사법도 없죠. 간단하고 영양이 많으니까요. 다만 다른 사람들과 함께 식사하기 어려운 단점이 있어요. 자신이 처한 환경과 관계를 고려해서 식사 계획을 세우고, 편안하게 취할 수 있을 때 시도해보면 좋겠어요. 그래야 소화도 잘되고, 지속 가능한 식단으로 자리 잡게 돼요.

발아현미 생식을 하고 싶다면, 천천히 꼭꼭 씹어 먹는 습관도 중요해요. 맛을 음미하면서 현미 생식을 하다 보면 저절로 명상이 되죠. 일석삼조랄까요? 간단해서 좋고, 건강해져서 좋고, 마음까지 차분해지니까요. 그러면서 더 생기발랄해지죠. 여분의 에너지가 생긴 기분이 들 거예요.

재료	만들기
현미 2컵, 물 4컵	① 현미를 잘 씻은 후 물을 2배 넣어 불려요. 겨울: 14~16시간 여름: 10~12시간 ② 채반에 담아 물기를 제거하고 촉촉하게 물에 적신 면포로 덮어줘요. ③ 4~6시간마다 물을 줘서 수분을 유지해줘요. ④ 하루 정도 지나면 싹이 올라와요. 2~3mm 정도 올라오면 발아를 멈추고 요리해요.

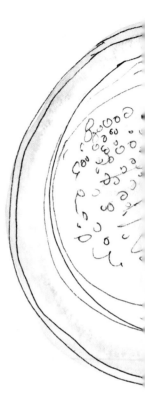

TIP.

현미는 도정한 지 얼마 안 된 것이 좋아요.
싹이 너무 길어지면 떫은맛이 나니 2~3mm 정도 올라왔을 때 발아를 멈춰요.
냉장 보관하면 2~3일 정도 보관할 수 있어요.

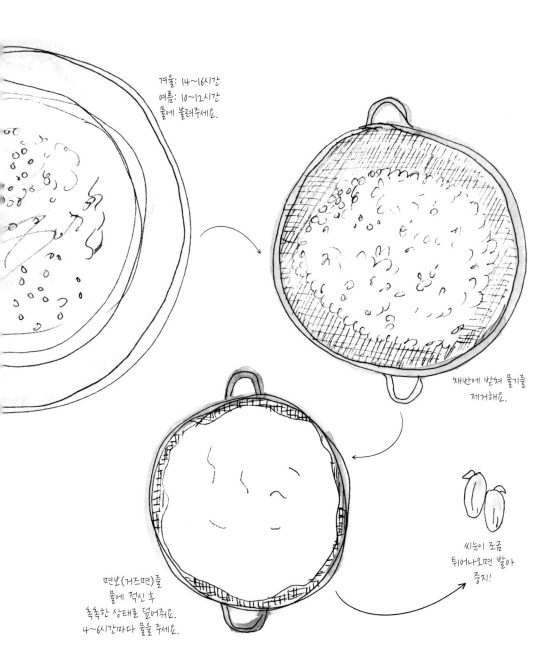

겨울: 14~16시간
여름: 10~12시간
물에 불려주세요.

채반에 받쳐 물기를
제거해요.

면보(거즈면)를
물에 적신 후
촉촉한 상태로 덮어줘요.
4~6시간마다 물을 주세요.

씨눈이 조금
튀어나오면 발아
중지!

34

———

로푸드 단백질

현미퀴노아케이크

발아 퀴노아는 일반 퀴노아보다 비타민B1, 비타민E, 폴리페놀이 약 2배 정도 많아서 항산화작용과 혈당 조절, 체중 감량 효과가 뛰어나요. 현미보다 훨씬 빠르고 쉽게 발아시킬 수 있어요. 퀴노아를 물에 잘 씻은 후, 채반에 받쳐두고 2~3시간 불려요. 면보자기만 덮어놓아도 하룻밤 지나면 발아 퀴노아를 만날 수 있어요. 싹이 너무 길어지면 식감이 좋지 않으니 하루 정도만 발아시킨 후 냉장 보관하고, 2~3일 안에 조리해서 먹어요.

로푸드(Raw food)는 42도 이하의 온도로 조리한 음식이에요. 온도가 42도 이상으로 올라가면 효소와 일부 비타민 등이 파괴될 수 있고, 조리 과정에서 독소가 발생하기도 해요. 로푸드는 그런 면에서 영양 손실이 적고, 식재료 고유의 풍미를 즐길 수 있으면서 미량영양소가 풍부해요. 면역력을 증진하면서 피부를 개선하고 노화를 방지하고 싶다면 생식이나 로푸드만 한 게 없어요.

다만 조리법에 익숙지 않으면 다양한 요리를 즐기기 어려운 단점이 있어요. 몸이 냉한 사람이라면, 따뜻한 성질의 향신료(마늘, 생강, 양파, 고춧가루)와 견과류, 씨앗류 등을 함께 섞어 조리하는 게 좋아요. 또 소화기능이 약하고 신경이 예민한 사람이라면 로푸드가 신경을 조금 더 예민하게 만들 수 있으니 소화가 잘 안 되는 기분이 들 수도 있어요. 그렇다면 완전하게 로푸드로만 식사하기보다는 열을 가한 수프나 국, 탕 종류와 함께 먹는 것도 좋아요.

만성질환이나 암이 있다면 1~2주 정도 로푸드 식단을 실천해보고, 효과가 있다면 기간을 늘려보세요. 신경이 아주 예민한 사람이라면 급하게 로푸드 식단으로 완전히 전환하기보다는 속도를 늦춰서 적응하는 기간을 갖는 게 좋아요.

재료	만들기
발아현미 1컵, 발아퀴노아 1컵, 옥수수알 1큰술, 다진 파프리카 1큰술, 다진 쪽파 1큰술, 다진 고수 1큰술, 말린 고지베리(말린 구기자) 1큰술	① 볼에 드레싱 재료를 모두 넣고 섞어줘요.
	② 큰 볼에 모든 재료와 드레싱을 넣고 섞어주세요.
○ 드레싱 참기름 4큰술, 맛간장 1큰술, 고춧가루 1작은술, 레몬즙 2큰술, 다진 마늘 1작은술(~1큰술), 다진 쪽파 2큰술, 김 1/2장	③ 케이크 틀에 (2)를 넣어 단단하게 다진 후, 접시 위에 뒤집어서 플레이팅해요. 틀은 빼내요. * 케이크 모양이 잘 잡히지 않으면, 밥그릇에 담아 부담 없이 섞어 드세요.
○ 맛간장이 자극적이라면 죽염으로 대체하고, 레몬즙의 양도 줄여요.	④ 다진 고수와 파프리카를 토핑해요.(취향껏 견과류나 말린 크랜베리, 건포도 등을 토핑해도 좋아요.)

TIP. 생식과 로푸드, 어떻게 달라요?

생식은 가열을 전혀 하지 않고 자연 상태 그대로 먹는 음식으로, 영양소 파괴가 적어요.
로푸드는 42도 이하의 저온에서 가공 조리한 음식으로, 생식보다 영양소가 더 파괴되지만 화식보다는 상대적으로 영양 파괴가 적고, 생식보다 다양한 조리법으로 즐길 수 있는 장점이 있어요.

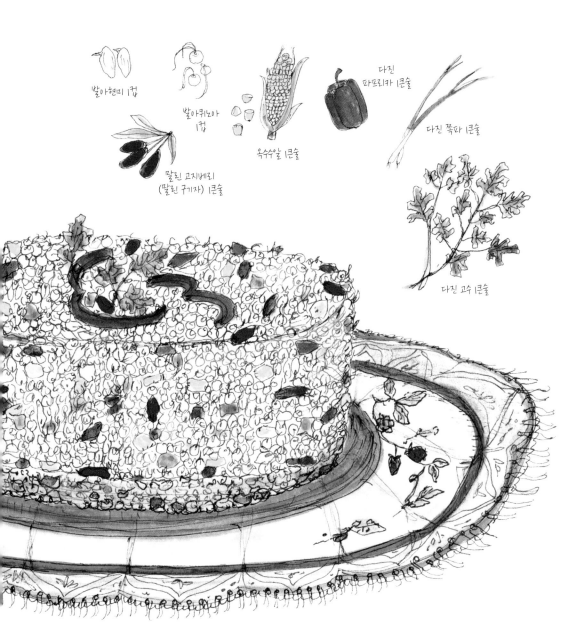

발아현미 1컵

발아퀴노아
1컵

옥수수알 1큰술

다진
파프리카 1큰술

다진 쪽파 1큰술

다진 고수 1큰술

딸린 고지베리
(말린 구기자) 1큰술

187

35
——
단백질은 많고 글루텐은 없는
발아퀴노아샐러드

퀴노아는 밀, 쌀, 옥수수 같은 다른 곡물에 비해 단백질 함량이 높고 글루텐이 없어서 글루텐프리 빵이나 국수 재료로 사용되곤 해요. 퀴노아에 풍부한 비타민과 미네랄, 식이섬유는 소화를 돕고 면역력을 튼튼하게 해주면서 혈당도 조절해줘요.

잉카어로 '곡물의 어머니'를 뜻하는 '키뉴아(kinuwa)'에서 그 이름이 유래된 퀴노아는 남아메리카 안데스산맥 일대에서 4,000년 전부터 재배해왔어요. 잉카제국 시대에는 퀴노아를 매우 신성한 식물로 여기며 주식으로 삼았다고 해요. 1960년부터 전 세계적으로 관심을 받기 시작했고, 퀴노아 소비가 늘어나면서 열대우림을 개간하여 퀴노아를 생산하는 지역이 늘어나고 있어요. 결국 열대우림 파괴에 기여하는 셈이고, 기후변화를 앞당기는 한 가지 원인으로 작용하고 있죠.

그래서 퀴노아를 구입할 때는 공정무역 제품인지 확인할 필요가 있어요. 공정무역 퀴노아는 생산자들에게 공정한 가격을 지급해서 지속 가능한 생산을 보장해주기 때문에 열대우림 원주민들에게 도움이 돼요. '지구의 허파'로 불리는 열대우림은 지구 전체에서 발생하는 이산화탄소 중 약 20%를 흡수해요. 열대우림이 파괴되면 그만큼의 이산화탄소가 추가로 대기 중으로 방출되니 기후변화를 앞당기게 되죠. 그런 의미에서 열대우림을 퀴노아 재배를 위해 더 개간하지 않도록 착한 퀴노아를 소비하려는 노력이 필요해요.

아보카도는 물을 많이 필요로 하는 작물이에요. 아보카도 1개를 재배하는 데 약 320리터의 물이 필요해요. 성인 1명이 6개월 동안 마실 수 있는 양과 맞먹는 어마어마한 양이죠. 또 아보카도를 재배하려고 열대우림을 개간하는 일도 늘어나고 있어요. 퀴노아와 비슷한 문제를 안고 있는 셈이죠. 게다가 아보카도는 농약을 많이 사용하는 작물 중 하나라서 토양과 수질을 오염시키기도 해요. 그래서 지속 가능한 방식으로 아보카도를 생산해야 한다는 목소리가 높아지고 있어요.

비만
비만 상맥환
변 관동질 당뇨
고혈압
면역력 저하
피부화
노만염 성증

재료

발아 퀴노아 1컵(생퀴노아
1/2컵), 아보카도 1/2개,
방울토마토 5개, 셀러리
1줄기, 적양파 1/4개, 다진 마늘
1/2큰술, 고수 2줄기

∘ 드레싱
올리브오일 1큰술, 레몬
1큰술, 소금, 후추 약간

만들기

모든 재료를 드레싱과 함께 잘
섞어줘요.

*드레싱!

올리브오일 1큰술   레몬 1큰술   소금, 후추 약간

TIP.

친환경적, 윤리적 소비를 하고 싶다면, 발아 퀴노아 대신 발아현미를, 아보
카도 대신 잣을 넣어 조리해보세요. 맛이 조금 다르긴 하지만, 여전히 맛있
을 거예요.

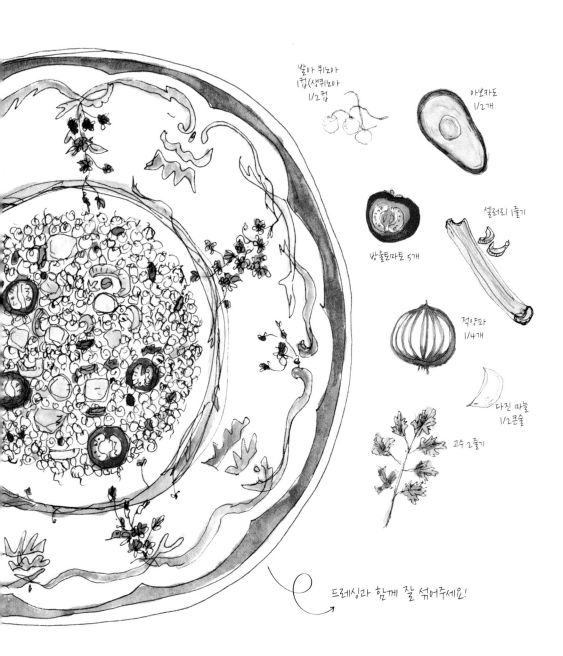

발아 퀴노아
1컵(생퀴노아
1/2컵)

아보카도
1/2개

방울토마토 5개

셀러리 1줄기

적양파
1/4개

다진 마늘
1/2큰술

고수 2줄기

드레싱과 함께 잘 섞어주세요!

맛있고 영양 많은 식재료로만 알고 있는 작물들의 이면에는 우리를 불편하게 하는 진실들이 숨어 있어요. 그래서 아예 구매 목록에서 제외해버릴까 고민한 적도 있지요. 하지만 이미 익숙해진 맛 때문에 가끔 그리울 때가 있어요. 그래서 저는 퀴노아를 구입할 때는 공정무역 퀴노아를 사고, 아보카도는 한 달에 한 번 정도 소비하자고 마음먹었어요. 물론 때로는 일주일에 한 번 먹기도 하고, 외식할 때는 더 자주 먹기도 하지만요. 그래도 기후위기와 열대우림 파괴, 그리고 원주민들의 삶에 조금 더 관심을 기울이며 소비하려고 노력하고 있어요.

36

—

양질의 단백질을 건강하게 즐기는

구운두부바

단백질 섭취를 위해 고기를 먹어야 한다는 생각은 오해예요. 고기를 먹으면 단백질과 지방이 함께 몸에 들어오기 때문에 득보다 해가 많아요. 사실, 단백질을 구성하는 단위인 필수아미노산은 원래 식물과 미생물에서 생기는 것이라 식물성 식품은 풍부한 단백질을 함유하고 있어요.

다만 동물성 단백질은 식물성 단백질보다 더 많이 농축되어 있고, 우리 몸에서 잘 동화되는 장점이 있어요. 하지만 동물성 단백질에 들어 있는 황을 함유한 아미노산은 체내에서 분해되면 산성염인 황산염을 생성하는데, 이 성분은 뼛속의 칼슘과 결합해서 소변으로 칼슘을 배출시켜요. 그래서 동물성 단백질을 많이 먹을수록 뼈가 약해져요.

이에 비해 식물성 단백질은 뼈를 튼튼하게 해주는 칼슘과 마그네슘 등의 무기질과 비타민, 섬유질이 풍부해요. 다만 한 가지 식품에 모든 필수아미노산이 있는 것은 아니라서 통곡류, 과일 채소류, 콩류를 결합해서 먹는 게 중요해요. 식물성 단백질은 심혈관계질환과 대사질환을 유발하는 콜레스테롤과 트랜스지방이 없고, 매우 친환경적이에요. 가공하지 않은 자연식물식으로 식사한다면, 식물성 단백질만으로도 필요한 영양을 충분히 충족시킬 수 있어요.

현미밥에 채소를 곁들인 두부 요리를 자주 먹는다면, 단백질 섭취에 대해서는 걱정하지 않아도 돼요. 풍부한 단백질과 식이섬유를 공급해주기 때문이죠.

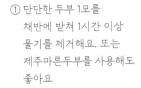

구운두부바

재료

두부 1모, 루콜라 1줌,
레몬 1/2개, 호박씨 1작은술,
참깨 1큰술, 쪽파 1개

∘ 드레싱
생강즙 1큰술, 맛간장 2큰술,
맛술(또는 화이트와인)
1큰술, 다진 마늘 1큰술,
조청 1큰술, 소금, 후추

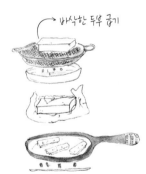

→ 바삭한 두부 굽기

만들기

① 단단한 두부 1모를
채반에 받쳐 1시간 이상
물기를 제거해요. 또는
제주마른두부를 사용해도
좋아요

② 거즈로 표면의 물기를
완전히 제거해요.

③ 두부를 길쭉하게 잘라요.

④ 달궈진 팬에서 남아 있는
수분을 날려가며 노릇하게
앞뒤로 구워요.

⑤ 드레싱을 두부에 부은 후
소스가 완전히 흡수되고
바삭해질 때까지 구워줘요.

⑥ 플레이팅하고, 참깨와
쪽파를 다져 토핑해요.

⑦ 생루콜라와 레몬 1/2개,
호박씨를 곁들여 서빙해요.

∘ 빵가루를 입혀 튀기면 더
바삭하지만, 기름을 많이
사용해야 해요. 건강을 위해
기름은 최소한만 사용하는 게
좋아요.

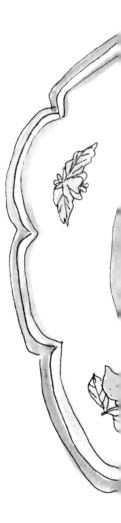

TIP. 식물성기름은 많이 먹어도 괜찮을까요?

식물성기름은 불포화지방산이 풍부해서 혈중 콜레스테롤 수치를 낮춰주
고, 항산화성분이 풍부해서 노화 방지에도 도움이 돼요.
하지만 열량이 높아서 과다 섭취하면 비만, 당뇨병, 심혈관 질환 등에 걸릴
위험을 높일 수 있고, 산패된 식물성기름을 섭취하면 염증을 유발해요. 그
래서 신선한 기름을 조금만 섭취하는 게 좋아요.

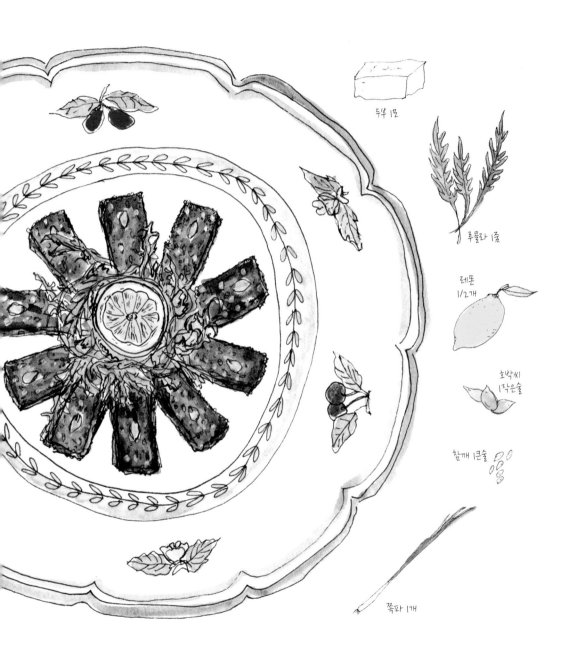

두부 1모

루콜라 1줌

레몬
1/2개

호박씨
1작은술

참깨 1큰술

쪽파 1개

37

———

다양한 재료로 연출하는 다양한 맛

매시트콩고기월남쌈밥

월남쌈은 베트남 음식이지만, 19세기에 베트남이 프랑스의 식민지배를 받으면서 프랑스 요리의 영향으로 월남쌈에 다양한 재료를 사용하기 시작했어요. 베트남전쟁 이후부터 전 세계인의 사랑을 받는 메뉴가 되었지요. 여러 가지 재료를 넣을 수 있어 영양도 풍부하고, 곁들이는 소스에 따라 맛도 다양하게 연출할 수 있어요.

매시트콩고기월남쌈밥은 제가 좋아하는 친구들을 초대해서 마음을 표현하고 싶을 때 만들던 요리예요. 매시트콩고기와 버섯, 채소, 현미, 퀴노아로 영양을 꽉꽉 채워 속이 든든한 저녁 식사를 대접하고 싶었죠. 보통 월남쌈은 기다랗게 돌돌 말아 싼 다음 등분을 해서 내는데, 뭔가 새로운 방식으로 도전해보고 싶어서 사각 형태를 잡아 쌈을 두 겹으로 쌌어요.

요리하다 보면, 식재료의 질감에서 영감을 얻을 때가 있어요. 어떤 의도를 가지고 요리를 하는 게 아니라 그냥 본능적으로 손이 저절로 움직여질 때가 있지요. 이 요리를 만들 때 저는 더 쫄깃한 식감을 내고 싶어서 월남쌈을 두 겹으로 쌌어요. 그리고 검은깨와 흰깨가 담긴 접시에서 한번 굴려서 고소한 맛과 시각적인 아름다움을 더하고, 프라이팬에서 앞뒤로 노릇하게 구워 바삭한 식감과 정성을 더했죠. 친구들의 반응은 아주 뜨거웠고, 레시피를 모두 궁금해했어요. 저도 아주 행복한 날이었지요.

재료

라이스페이퍼 10장,
매시트콩고기([32. 고기 대신
매시트콩코기타코] 참고)
1컵, 당근 1/4개, 쪽파 1줄기,
양송이버섯 3개, 호박 1/4개,
현미퀴노아밥 1/2공기

∘ 드레싱
  맛간장 1큰술, 발사믹식초
  1큰술, 메이플시럽 1큰술,
  참기름 1큰술, 마늘 조금

TIP.

플레이팅할 때, 딜꽃과 타임으로
장식했어요. 허브를 이용해서 맛을
낼 때, 잎사귀만 쓰지 말고 꽃을 눈
여겨보세요. 때로는 맛보다 시각
적인 아름다움이 음식을 더 맛있게
만드는 효과를 내기도 해요. 딜꽃,
차이브꽃, 민트꽃, 고수꽃뿐만 아
니라 호박꽃, 국화, 블루베리꽃, 배
추꽃, 옥수수꽃 등 먹을 수도 있고
장식용으로도 훌륭한 꽃들이 많아
요. 다양한 식용 꽃을 활용해서 요
리를 더 아름답게 연출해보세요.

만들기

① 채소를 모두 잘게
   다져서 매시트콩고기,
   현미퀴노아밥과 섞은 다음
   소금, 후추로 간해요.

② 라이스페이퍼를 더운물에
   담가 부드럽게 만든 후,
   가운데에 모양을 잡아 (1)을
   넣어 정사각형으로 쌈을
   싸줘요.

③ 라이스페이퍼를 한 번 더
   반복해서 싸줘요.

④ 통깨(검은깨+흰깨) 1/2컵을
   접시에 담아 준비해요.

⑤ (3)을 (4) 위에 놓고 앞뒤로
   굴려줘요.

⑥ 달궈진 팬에 기름을 두르고,
   (5)를 앞뒤로 구워줘요.

⑦ 반으로 잘라 플레이팅해요.

⑧ 드레싱을 곁들여 즐겨요.

*라이스페이퍼로 월남쌈밥 이쁘게 싸기

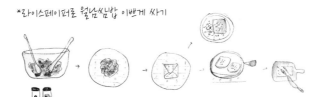

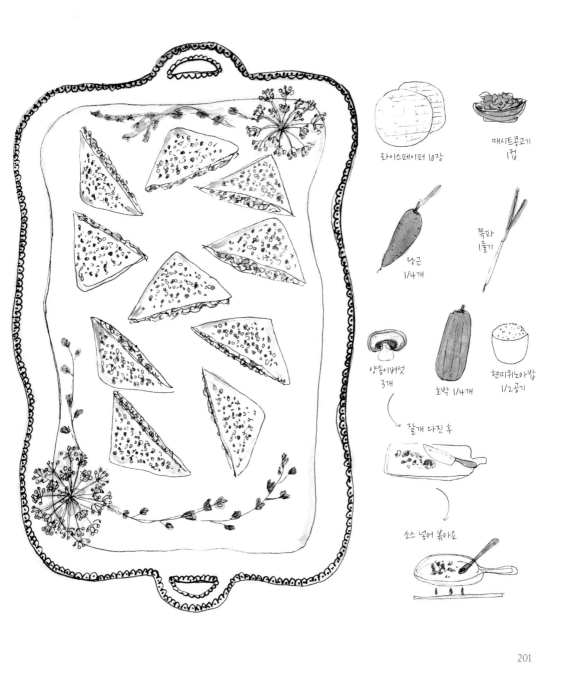

라이스페이퍼 10장

매시트콩고기 1컵

당근 1/4개

쪽파 1줄기

양송이버섯 3개

호박 1/4개

현미퀴노아밥 1/2공기

잘게 다진 후

소스 넣어 볶아요

201

38
──
초강력 단백질 파워
템페구이

템페는 인도네시아의 전통 발효식품으로 콩을 발효시켜 만들어요. 단단하고 쫄깃하면서 견과류나 버섯 같은 고소한 풍미가 있어서 채식인들에게는 아주 요긴한 단백질 공급원이죠. 모양은 우리나라의 청국장과 비슷하게 생겼지만, 청국장은 강한 향 때문에 호불호가 갈리는 반면, 템페는 향이 거의 없고 식감도 쫄깃해서 거부감이 별로 없는 편이에요. 콩을 통째로 발효시키는 과정에서 단백질이 분해돼서 소화하기도 쉬워요.

호박씨 역시 단백질이 풍부한 식품이에요. 몸에 좋은 불포화지방산과 식이섬유, 비타민E와 B군, 마그네슘, 인, 아연, 구리, 철, 칼슘 등 다양한 미네랄을 함유하고 있어 뼈를 튼튼하게 하고 혈액을 형성해주고, 면역체계와 호르몬 균형을 유지하는 데 좋은 식품이에요.

아몬드도 고단백 고칼슘 식품이라서 함께 조리하면 영양이 풍부한 한 끼를 즐길 수 있어요. 미처 템페를 준비하지 못했다면, 두부를 구워 아몬드드레싱과 함께 조리해서 즐겨도 좋아요.

변 비
관 상
동 맥
질 환
뇌졸중
당 뇨
고혈압
면역력
저 하
빈 혈
골 다
공 증

템페 100g   호박씨 1큰술   샐러드용 잎채소 1줌   방울토마토 2~5개   적양파 1/8개   레몬 1/4조각

⊙ 템페구이

재료

템페 100g, 호박씨 1큰술,
샐러드용 잎채소 1줌,
방울토마토 2~5개, 적양파
1/8개, 레몬 1/4조각

◦ 드레싱
  아몬드버터, 간장,
  발사믹식초 1큰술, 다진 마늘
  1작은술

만들기

① 드레싱을 만들어요.

② 템페를 세모나게 자른 후,
  드레싱을 앞뒤로 발라줘요.

③ 달궈진 팬 위에 기름을 두른
  후, 템페를 앞뒤로 구워줘요.

● 식물성 단백질원 중 어떤 식품이 100g당 단백질 함량이 가장 높은지 비교해볼
게요.(2023 미국농무성USDA 자료를 참고했어요.)

대두 36.5g, 호박씨 30.2g, 땅콩 25.8g, 팥 23.9g, 검은콩 21.6g, 아몬드 21.2g,
병아리콩 20.5g, 잣 20.0g, 템페 19.5g, 귀리 13.1g, 통밀 12.6g, 강낭콩 9.6g,
완두콩 7.9g, 현미 7.5g, 녹두 7.2g

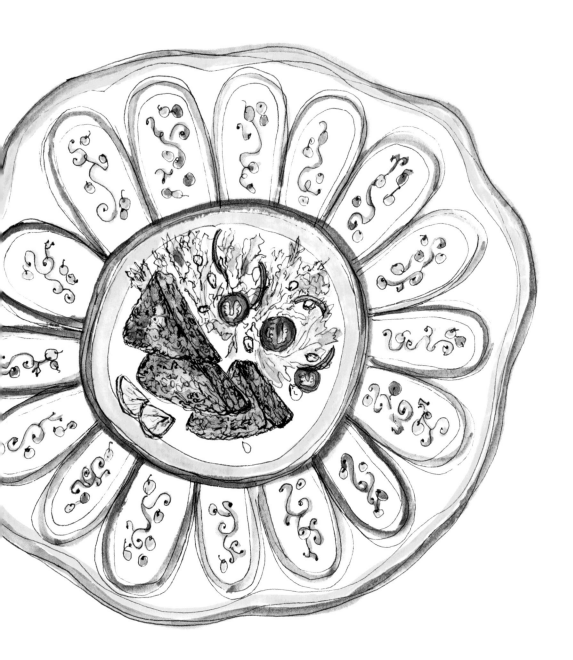

39
——

맛과 영양이 듬뿍

템페버거

패스트푸드의 대표 격인 햄버거는 18세기 독일 이민자들이 미국으로 이민한 후 고기를 갈아서 빵과 함께 먹는 요리에서 유래했다고 해요. 오늘날에는 미국뿐 아니라 전 세계인이 사랑하는 메뉴가 되었지요. 하지만 사람들이 햄버거를 많이 먹을수록 온실가스가 많이 배출되고, 숲이 사라져요. 게다가 햄버거의 패티, 치즈, 소스는 열량도 높고 포화지방과 트랜스지방을 함유하고 있어서, 콜레스테롤 수치를 높이고 심장병이나 뇌질환 발병을 부추길 수 있어요. 또 나트륨도 많이 들어 있고 식이섬유가 부족해서 많이 먹으면 혈압이 높아지고 비만해지기 쉽죠.

그래서 식물성 고기로 버거를 만드는 곳들이 늘어나고 있어요. 햄버거 1kg을 생산하는 과정에서 배출되는 온실가스 양이 약 20kg으로, 자동차가 50km 정도 주행하면서 배출하는 양과 비슷한 수준이에요. 이에 비해 식물성 버거는 4kg 정도가 배출돼요.(미국환경보호청EPA 제공) 온실가스 배출량을 약 1/5 정도로 줄일 수 있는 셈이죠. 게다가 포화지방과 콜레스테롤이 적고 식이섬유가 풍부해요. 특히 콩이나 버섯으로 만드는 식물성 고기는 단백질 함량이 높아서 건강에도 이로워요. 다만 가공 과정에서 첨가물이나 보존제를 많이 사용하기도 하고, 나트륨과 설탕 함량이 높을 수도 있어요.

가공식품에 자주 사용하는 팜유는 포화지방 함량이 50%나 돼요. 정제 과정에서 트랜스지방이 생성될 수 있고, 산화되기 쉬워서 염증을 유발하고 고혈압, 심장병, 뇌졸중에 걸릴 확률을 높여요. 또 생산과정에서 열대우림이 파괴되니 팜유가 들어간 식품은 되도록 삼가야 해요.

이런저런 걸 다 고려하자면, 믿고 먹을 만한 게 별로 없다는 생각에 한숨이 나오기도 해요. 그렇다고 모든 식재료를 내가 직접 생산해서 음식을 만들어 먹을 수도 없는 노릇이고요. 그래도 최소한 패스트푸드 소비만이라도 좀 줄이면 좋겠어요. 대신 착하고 건강에도 좋은 템페버거를 만들어 즐겨보세요.

⊙ 템페버거

재료

버거빵 2장
버거 패티: 템페 100g,
표고버섯 2개, 양파 1/4개,
김치 1/2컵, 전분가루 1/2컵

◦ 패티드레싱
　맛간장 1큰술, 다진 마늘
　1작은술, 계핏가루 1작은술,
　참기름 1큰술, 조청 1큰술,
　후추 1/2작은술

토마토 1개, 오이피클 1개,
적양파 1/4개, 로메인상추 3장

만들기

① 버거 패티 재료를 잘게 다진
　후, 볼에 넣어 섞어줘요.

② 패티드레싱을 만들어 (1)에
　섞어요.

③ 납작하게 패티를 빚어줘요.

④ 팬에서 앞뒤로 구워줘요.

⑤ 버거빵을 살짝 구운 후,
　채소와 패티를 얹고
　드레싱을 곁들여 즐겨요.

◦ 버거드레싱

• 겨자소스, 토마토케첩 등
　취향에 맞게 즐겨요.

• 비건마요네즈 1 : 맛간장 1
　: 발사믹식초 1의 비율로
　섞으면 맛있어요.

토마토 1개

오이피클
1개

적양파 1/4개

로메인상추 3장

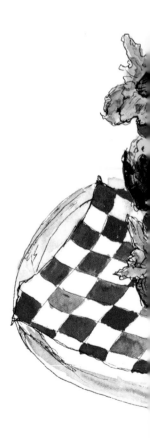

TIP.
전분가루를 제외한 모든 재료를 잘게 다져서 패티드레싱과 함께 샌드위치
스프레드로 만들어 빵에 발라 먹거나 밥 위에 얹어 먹어도 맛있었어요.

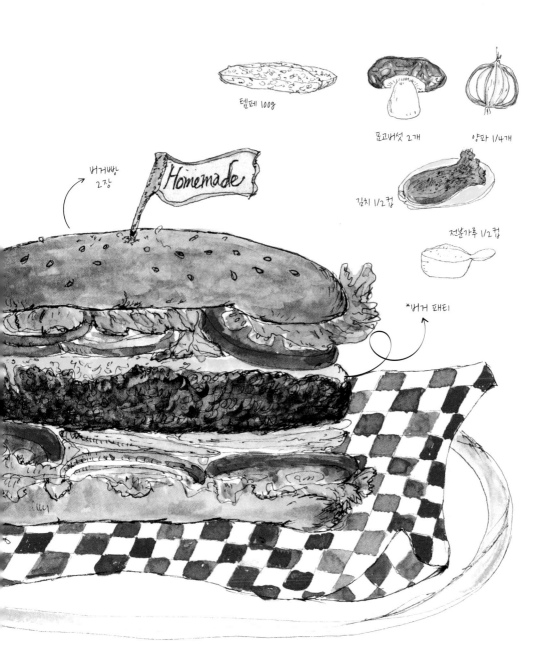

템페 100g

표고버섯 2개

양파 1/4개

김치 1/2컵

전분가루 1/2컵

버거빵
2장

Homemade

*버거 패티

40

———

단백질 간식
현미누룽지와 구기자잼

나른한 오후, 생기를 북돋아주면서도 속이 편한 간식을 챙겨 먹는 습관은 소확행(소박하지만 확실한 행복)을 즐길 수 있게 해줘요. 저는 매일 오후 4시 즈음 차 한 잔을 즐기는데, 그날의 차와 어울릴 만한 티푸드를 고르는 재미도 쏠쏠해요.

커피나 홍차에는 비건스콘이나 다크초콜릿([29. 우울증을 개선하는 다크초콜릿 퐁듀] 참고) 또는 블루베리팬케이크([16. 생리전증후군에는 블루베리오트 팬케이크] 참고)를, 보이차나 녹차에는 비건월병이나 현미떡을 곁들이곤 해요. 그리고 때때로 마시고 싶은 허브티들을 기분에 따라, 몸 컨디션에 따라 블렌딩해서 즐기기도 하지요. 컨디션이 조금 떨어지는 날에는 티푸드도 조금 착하게 현미누룽지에 구기자잼을 선택해요.

구기자는 한방에서 보혈보음(補血補陰) 작용이 강한, 노화 방지의 명약으로 알려져 있어요. 베타카로틴, 안토시아닌, 폴리페놀 등 다양한 항산화성분을 함유하고 있어서, 면역력도 증진하고 눈 건강도 개선해줘요. 특히 혈액순환을 돕고 혈압을 낮춰주지요.

말린 구기자는 단맛이 강해서 다른 잼을 만들 때와 달리 설탕 대신 조청만 넣어도 돼요. 취향에 따라 분량을 조절하세요. 단 당뇨가 있거나 비만한 분이라면, 구기자잼 대신 구기자차를 드세요.

현미누룽지는 혈당 조절에 도움이 되면서 변비에도 좋아서 당뇨가 있는 분들에게 권하는 간식이에요. 비타민B군과 식이섬유, 칼슘, 철분, 마그네슘, 식이섬유 등 다양한 영양소가 아주 풍부하고, 바삭한 과자처럼 즐길 수 있는 장점이 있어요. 하지만 하루에 너무 많이 먹으면 살이 찔 수 있으니 주의하세요.

고혈압
고지혈증
혈증
면역력저하
피부화
노화
만성피로
피로
소화불량
불량
변비
감기
감염
위염
기미

재료	만들기
건구기자 1컵, 조청 1/2컵, 레몬 1/2개	① 건구기자 1컵을 잘 씻어줘요.(베이킹소다 푼 물로 씻어 헹궈요.)
	② 레몬은 즙을 내주세요.
	③ (1)에 식초 1큰술+물 1컵을 넣어 3시간 정도 두어요.(부드러워질 때까지)
	④ (3)을 믹서에 넣어 갈아요
	⑤ (4)에 레몬즙, 조청을 함께 넣고 끓인 후, 약불로 줄여 20분 정도 졸여요.
	⑥ 소독한 유리병에 담아 저장해요.
	◦ 조청의 묽기에 따라 졸이는 시간을 조정하세요.

*구기자잼
설탕을 넣지 않았다면
2주 내에 드세요!

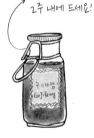

건구기자 1컵
+

조청 1/2컵
+

레몬 1/2개

TIP.

- 구기자 가루에 조청을 섞어서 이용해도 좋아요.
  한 번에 많이 만들지 말고, 조금씩 만들어 되도록 빨리 드세요.

- 구기자차를 우리거나 달여서 수시로 마시면 간을 보하고 면역력을 북돋아줘요. 구기자차를 달일 때는 구기자 1큰술에 물 500ml를 부어 끓인 후, 물이 끓으면 약불로 줄여 은근하게 10분간 더 끓여주세요. 하루 2회로 나누어 마셔요.

- 조청이 식으면 굳어지는 성질이 있어요. 조금 묽게 해야 잼처럼 먹을 수 있으니 참고하세요.

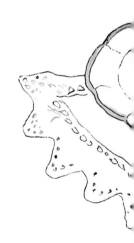

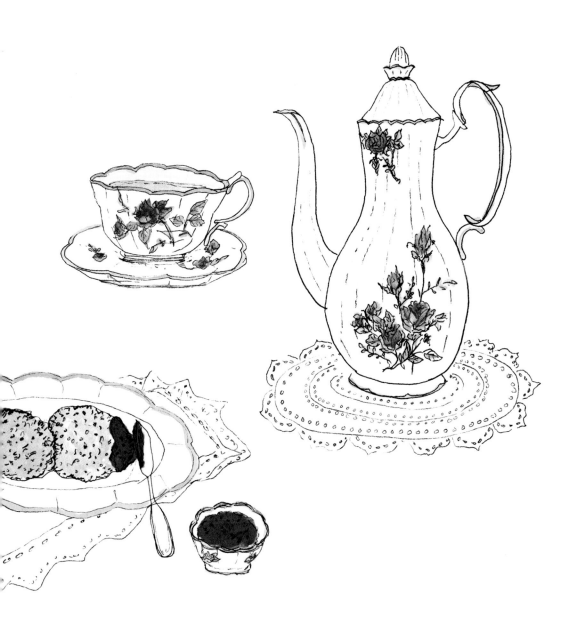

41

———

발효의 힘

김치밥쿠키

외국인들도 사랑하는 김치는 한국 역사와 문화에 깊은 뿌리를 두고 수세기에 걸쳐 변화 발전해온 대표적인 전통 음식이에요. 발효 과정을 거치며 고유한 향과 맛을 형성하기 때문에 발효 시간과 들어가는 재료에 따라 맛이 달라지고, 계절별로도 달라져요.

배추는 성질이 다소 서늘한 채소이지만, 고추, 마늘, 생강, 양파 등 따뜻한 성질의 양념들을 배합하여 발효시키는 동안 찬 성질은 사라지고, 누구나 먹을 수 있는 건강요리로 변신하죠. 다만 너무 짜고 맵게 양념한 김치는 건강에 해로울 수 있어요. 특히 고혈압이나 위장병이 있다면 주의해야 해요.

전통 방식으로 담근 김치에는 젓갈류가 들어가지만, 채식하는 사람들은 젓갈 없이 담가요. 아삭한 맛을 내려고 생감자를 갈아 넣기도 하고, 시원한 맛을 위해 배와 갓을 갈아 넣기도 해요. 단맛과 감칠맛을 위해 홍시를 넣기도 하죠. 또 영양 많은 김치를 담글 때는 표고와 다시마로 채수를 낸 후 들깻가루를 풀어 걸쭉하게 만들기도 해요.

김치는 풍부한 영양분과 유익한 미생물인 프로바이오틱스를 함유하고 있어서 소화를 돕고, 배설을 촉진하며, 장을 튼튼하게 해줘요.

해외에 머무를 때, 친구들에게 자주 만들어준 김치밥쿠키를 소개할게요. 김치전을 더 바삭하게 만든 버전이라고 생각하면 돼요. 현미밥과 통밀가루가 들어가서 한 끼 식사로도 충분해요. 김치가 들어가서 소화도 잘되고, 맛도 아주 고소하죠.

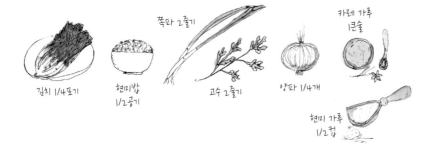

카레 가루
1큰술

쪽파 2줄기

김치 1/4포기

현미밥
1/2공기

고수 2줄기

양파 1/4개

현미 가루
1/2컵

⊙
김
치
밥
쿠
키

재료

김치 1/4포기, 현미밥 1/2공기,
쪽파 2줄기, 고수 2줄기,
양파 1/4개, 카레 가루 1큰술,
현미 가루(또는 통밀가루) 1/2컵

만들기

① 김치, 쪽파, 고수, 양파를
　잘게 다져주세요.

② 현미밥과 현미 가루를 넣어
　잘 섞어줘요.

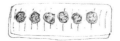

③ 동그랗게 모양을 만들어요.

④ 190도(375°F)로 예열한
　오븐에서 25분간
　구워요.(또는 달궈진 팬에
　오일을 두른 후 앞뒤로
　노릇하게 구워줘요.)

◦ 아무 소스와도 잘 어울리고,
　소스 없이 먹어도 맛나요.

TIP.

팬에 조금 더 크게 반죽을 펴서 김치피자를 만들어 먹어도 맛나요. 위에 비
건모차렐라치즈를 토핑해도 되고, 견과류를 토핑해도 좋아요.

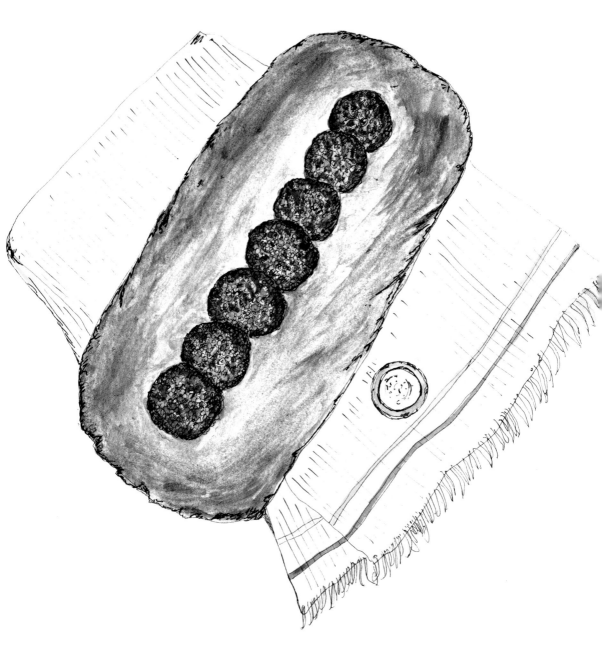

42

———

장을 되살리는

강된장

된장 그대로도 맛있지만, 강된장을 만들어 쌈을 싸서 먹으면 별다른 반찬이 없어도 맛있게 식사를 즐길 수 있어요. 영양 많은 된장에 다양한 제철 채소를 넣어 함께 조리하니까 단백질, 비타민, 무기질, 식이섬유, 탄수화물과 불포화지방산까지 골고루 섭취할 수 있지요. 더구나 곁들이는 쌈채소와 풋고추, 채소 등을 많이 먹을 수 있는 장점이 있어요. 밥에 얹어 비벼 먹어도 맛나지요.

다만 강된장이 너무 짜니까 맛있게 먹고 나서 속이 불편하다거나, 물을 자꾸 마시고 싶어질 수도 있으니 주의해야 해요. 위장 점막이 약한 분들, 궤양이 있는 분들은 강된장은 조금만 넣고 쌈을 많이 싸서 드시면 좋겠어요. 고혈압이 있거나 잘 붓는 증상이 있다면, 강된장을 만들 때 두부와 들깻가루를 두 배로 넣으세요.

과민성
장
증후군

염증성
장질환

변 비

비 만

관 상
동 맥
질 환

뇌졸중

당 뇨

고혈압

고 지
혈 증

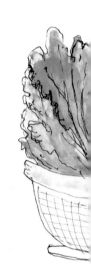

⊙ 강된장

재료

두부 1/2모, 표고버섯 2개,
양파 1/2개, 마늘 2개,
느타리버섯 1줌,
홍고추 청고추 각 1개,
호박 1/3개, 감자 1/2개,
된장 1/2컵, 들깻가루 3큰술,
고추장 1큰술, 참기름 2큰술

만들기

① 재료 손질: 호박, 감자, 표고,
　느타리버섯, 고추를 원하는
　크기로 잘게 썰어줘요.
　두부는 으깨거나 채소와
　같은 크기로 잘라요.

② 냄비에 참기름 2큰술,
　마늘, 양파를 다져 넣고 1분
　정도만 볶아주세요.

③ (2)에 분량의 된장, 고추장과
　물 1큰술을 넣어 3분간
　볶아요.

④ 모든 채소와 두부에 물
　1컵을 넣고 끓이다가 약불로
　줄여서 채소가 익을 때까지
　끓여요.

⑤ 불을 끄고 들깻가루를 넣어
　잘 섞어줘요.

TIP.

두부된장([05. 쾌변을 부르는 두부된장] 레시피 참고)을 이용하면 더 고
소한 강된장을 만들 수 있어요. 이때는 먼저 감자, 호박, 버섯, 양파를 익힌
다음 두부된장과 들깻가루, 고추를 나중에 넣어 섞어 드세요. 고추장은 넣
지 않는 게 더 맛있어요.

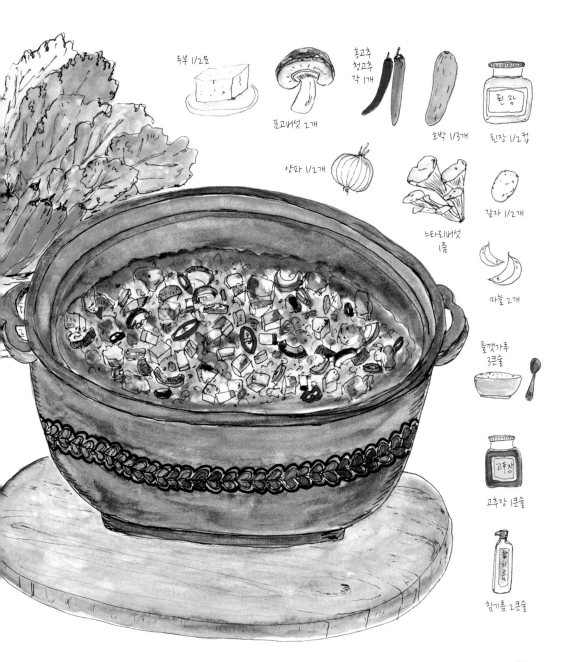

두부 1/2모

표고버섯 2개

홍고추
청고추
각 1개

호박 1/3개

된장 1/2컵

양파 1/2개

느타리버섯
1줌

감자 1/2개

마늘 2개

들깻가루
3큰술

고추장 1큰술

참기름 2큰술

221

43

—

노화 방지에 찰떡궁합

브로콜리시금치수프

우리 몸에서 활성산소 분자로부터 세포 및 조직을 보호하고 건강을 지키기 위한 방어 메커니즘을 '항산화 네트워크'라고 불러요. 활성산소란, 산소 원자가 하나 이상의 전자를 잃거나 얻어 불안정한 상태가 된 분자예요. 활성산소는 우리 몸의 정상적인 대사 과정에서 생성되기도 하지만, 환경오염, 자외선, 스트레스 등으로 인해 과도하게 생성되면 세포막, DNA, 단백질 등 세포의 구성 요소를 손상시켜 노화, 질병을 유발해요.

항산화 네트워크는 다양한 화합물과 효소들로 이루어져 있는데, 서로 협력해서 활성산소 분자를 중화하거나 제거하여 세포와 조직을 보호해요. 이런 역할을 하는 강력한 항산화성분은 비타민C, 비타민E, 코엔자임큐텐, 글루타티온, 알파리포산 등이 있어요.

이들은 함께 작용할 때 더 효과적이어서 이들 성분이 들어 있는 식재료를 함께 조리해서 먹으면 좋아요. 예를 들어, 알파리포산이 들어 있는 완두콩, 브로콜리, 감자는 글루타티온 성분이 풍부한 마늘, 아몬드, 아스파라거스, 시금치, 양배추, 강황(울금), 로즈메리, 호두 등과 같이 먹는 게 좋아요.

또 시금치에 들어 있는 코엔자임큐텐은 항산화 작용을 한 후 독성이 생긴 알파리포산을 환원시키고, 알파리포산은 코엔자임큐텐의 체내 흡수율을 높여요. 그래서 시금치, 브로콜리, 완두콩, 감자를 같이 먹으면 좋아요. 비타민E는 항산화 기능을 수행한 다음, 독성물질을 배출해서 다른 항산화성분을 공격하는 단점이 있어요. 그런데 비타민C와 함께 섭취하면 독성을 해독할 수 있는 장점이 있지요.

이처럼 채소들도 사람들처럼 궁합이 맞는 관계, 즉 서로 단점을 보완해주고 함께 있을 때 더 빛을 발하는 관계들이 있어요. 음식 궁합이 좋은 식재료를 매일 습관처럼 챙겨 먹으면 좋은 이유예요.

재료

시금치 1줌, 브로콜리 1/4개,
감자 2개, 아몬드밀크 1~2컵,
다진 양파 1개, 다진 마늘 1개,
완두콩 1큰술, 로즈메리 1줄기,
호두 1큰술, 통밀크루통 1/2컵

만들기

① 감자, 브로콜리, 시금치를
   익혀요.(감자는 잘게 썰어
   데쳐요.)

② 아몬드밀크 1~2컵을 넣어
   함께 갈아줘요.

③ 냄비에 다진양파, 다진
   마늘을 넣고 볶아줘요.

④ (3)에 (2)를 넣고 중불로
   끓이다가, 약불로 줄인 후
   로즈메리를 넣고 불을 꺼요.

⑤ 수프 접시에 담고 크루통,
   호두, 익힌 완두콩을
   토핑해서 즐겨요.

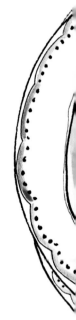

TIP. 크루통 만드는 법

크루통은 빵을 얇게 썰어 오븐이나 팬에 구워 바삭하게 만든 거예요.
통밀 식빵 1장을 사방 1cm 크기로 자른 후, 팬에 오일을 1큰술 두르고 앞뒤
로 노릇하게 구워준 다음 소금 간을 해요.

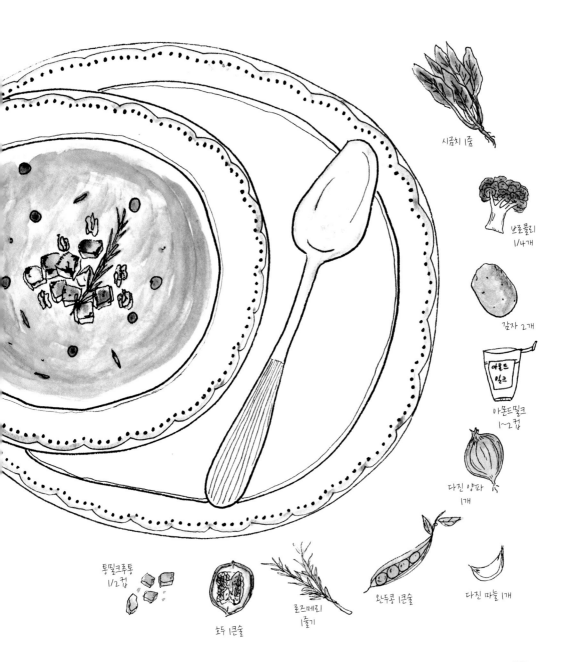

시금치 1줌

브로콜리
1/4개

감자 2개

아몬드밀크
1~2컵

다진 양파
1개

통밀크루통
1/2컵

호두 1큰술

로즈메리
1줄기

완두콩 1큰술

다진 마늘 1개

기적같이 담석을 사라지게 한
간청소

80대 중반의 아버지가 어느 날 병원에서 간과 쓸개에 돌이 꽉 차 있으니 서둘러 수술을 하라는 권고를 받으셨어요. 연세가 많으신 분이 수술 후 겪을 어려움을 생각하니 마음이 놓이지 않아서, 식이요법을 일단 시도해보자고 간곡히 설득했지요. 병원에서는 위급한 상태라고 했지만, 아버지는 딸내미의 말을 믿고 따라주셨어요.

제 안내대로 따라 하신 지 45일 만에 병원을 다시 찾으신 아버지는 초음파 결과 간과 쓸개에 차 있던 돌들이 모두 사라져서 깨끗하다는 진단을 받으셨어요. 아버지는 15분간 걷기도 어려워하실 만큼 기력이 쇠하셨던 분인데, 간청소 이후 건강하고 편안하게 걷게 되셨고, 건강검진 결과도 모두 정상으로 나왔어요. 이 기적 같은 변화를 일으킨 레시피를 여러분께 공유해요.

간청소 자체는 5일의 준비 기간과 2일의 본과정으로 진행돼요. 하지만 평소에 바른 음식으로 식단 관리를 해오지 않았다면 준비 기간을 2~3주 두는 것이 좋아요. 저는 우선 아버지를 위해 식단표를 짜드렸어요. 몇 시에 뭘 드실지도 꼼꼼하게 정해드렸죠. 텃밭 농사를 지으시긴 하지만, 평소 다양한 채소를 골고루 드시는 건 아니었기에, 부족한 채소를 유기농으로 구입해 드렸어요. 이 책에서 소개한 많은 레시피를 치료 기간에 아버지에게 제공했어요.

＊임산부, 급성간염, 간경변증, 간암, 심부전, 심근경색, 협심증, 요독증, 신부전, 궤양성 질환, 천식, 폐렴, 간암, 신장질환, 천식이 있는 분들, 약물을 복용 중인 분들은 간청소 전 반드시 의사 등 전문가와 상의하세요.

우선 아침 기상 직후에는 디톡스워터([01. 기상 직후, 간을 위한 디톡스워터] 참고)를 드셨고, 이후 과일과 채소를 스무디 형태로 갈아 매일 두 번 드시도록 권했어요. 아침 식사로 대용하실 경우에는 양을 넉넉히 만들어 드시도록 했고, 그래도 조금 허기가 진다고 하시면 현미죽을 추가로 드시게 했어요. 점심과 저녁에는 이 책에서 소개한 점심, 저녁 루틴의 레시피들을 주로 드셨어요. 거의 매일 채소찜과 쌈밥, 된장국, 미역국을 드셨지요. 두부된장으로 심심한 강된장을 만들어 드셨어요. 간식으로는 과일과 견과류 한 줌을 조금 드셨고, 커피, 밀가루 음식, 가공식품은 일절 드시지 않도록 했어요.

한 주가 지나고 나니, 평소 변비와 설사를 번갈아 하며 고생하시던 아버지가 쾌변을 보게 되셨어요. 자연스럽게 숙면을 하고, 소화도 잘되고 식욕도 왕성해지기 시작했어요. 이런저런 음식을 차리느라 고생하신 어머니도 함께 건강해지셨어요. 피부도 맑아지고, 변비와 소화불량에서 벗어났으며, 아침 부기도 사라졌어요.

2주 후 저는 부모님 댁으로 가서 간청소 방법을 설명드리고, 필요한 재료를 준비해드렸어요. 간청소를 한다고 했더니 처음에는 조금 무서워하셨지요. 하지만 간청소는 아주 간단하고 쉬워요. 전혀 무섭거나 자극적이지 않거든요. 레시피대로 따라만 하면 누구나 할 수 있어요.

우선 일주일간 간청소를 위해 시간을 내야 해요. 본 청소는 1박 2일이 걸리지만, 준비 기간이 필요하기 때문이에요. 제가 진행한 방법은 책 두 권을 통해 얻은 방법을 제 나름대로 조금 편하게 조율한 거예요. 꼭 똑같이 따라 하지 않아도 돼요. 우선 책 두 권(『의사들도 모르는 기적의 간청소』, 『나를 살리는 생명리셋』)을 먼저 읽어보고 응용하면 좋겠어요.

⊙ 주의사항

간청소와 함께 장청소를 추천해요. 즉 관장을 하라는 얘기예요.

첫날부터 5일째까지는 저녁에 매일 변비약 마그밀을 3정 정도 복용해요. 6일과 7일에는 소금물을 마시니까 따로 드시지 않아도 돼요.

간청소 후 이틀이 지난 다음, 관장하는 걸 추천해요. 장청소를 해주는 곳을 예약해서 방문해도 좋고, 집에서 관장기를 이용하거나, 취침 전 마그밀정을 3~4알 정도 복용 후 그다음 날 변을 보는 방법도 있어요. 장청소를 하는 이유는, 담석이 장 내벽에 붙어서 배출되지 않고 남아 있으면 문제를 일으킬 수 있기 때문이에요.

실제로 장청소를 해보면 남아 있던 담석들이 배출되는 것을 직접 눈으로 확인할 수 있어요.

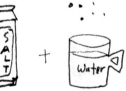

✲✲ 담석 또는 콜레스테롤 제거를 위해서라면 한 달 간격으로 간청소를 꾸준히 시행해서, 더는 담석이 보이지 않을 때까지 하면 좋아요. 건강에 특별히 문제가 있는 건 아니지만 더 건강해지고 싶어서 간청소를 한다면, 6개월에 한 번 시행하세요. 더 정확한 내용은 위에서 추천한 두 권의 책을 참고하세요.

간청소

① 첫날부터 5일째(월~금)까지는 매일 사과식초 100㎖에 물 900㎖를 섞어서 하루
  종일 조금씩 나눠 마셔요.
  그리고 과일채소스무디를 300㎖씩 하루 두 번(아침, 간식) 먹어요. 레시피는 [4.
  열 많은 사람들을 위한 그린스무디] 또는 [7. 소화를 돕는 아침 식사, 옐로스무디]
  참고. 일반적으로 알려진 해독주스(사과, 바나나, 토마토, 브로콜리, 양배추)나
  ABC스무디(사과, 비트, 당근)도 좋아요. 같은 레시피로만 먹으면 지루해지니,
  돌아가면서 먹으면 좋겠어요.

② 6일째(토)에는 물 900㎖에 사과식초 100㎖를 섞은 물을 낮 12시 전에 다 마셔요.
  스무디 300㎖를 오후 1시 전에 마셔요.

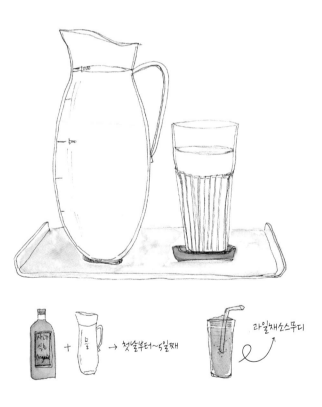

③ 6일째(토) 점심 식사는 1시 전에 가볍게 드세요. 1시 이후에는 따뜻한 물만 조금 마시는 게 좋아요. 다른 음식은 일절 먹지 않아요.

④ 6일째(토) 저녁 6시, 8시, 7일째(일) 아침 8시, 10시 이렇게 네 번 소금물을 각 375ml씩 마셔요. 1.5리터 생수에 죽염 1큰술을 섞어 만든 다음 4등분 하면 돼요. 죽염은 생활죽염(2~3회 구운 죽염) 정도면 돼요. 죽염이 없다면 간수가 빠진 깨끗한 천일염도 좋아요.

⑤ 6일째(토) 밤 10시에 올리브오일 120ml와 착즙 오렌지주스 180ml, 레몬 1개를 착즙한 것을 섞어 마셔요. 생각보다 맛있어요. 아버지는 처음에 드실 때, "이 정도면 매일 먹어도 되겠다"고 하실 정도였어요.

⑥ 7일째(일) 오전에 소금물을 (4)에서 안내해드린 바와 같이 드신 후, 오전 10시 즈음 가볍게 스무디를 드세요.(내키지 않으면 먹지 않아도 돼요.)

⑦ 7일째(일) 오전 10시 이후부터 몇 시간 동안 화장실을 들락거리게 될 거예요. 처음에는 과하다 싶을 정도로 쏟아지지만, 나중에는 물컹하면서 부드러워진 담석들이 나와요. 변이 전혀 섞이지 않은 채로 담석들만 나오기도 해요. 변의가 더는 느껴지지 않을 때까지 화장실을 들락거리면 돼요.

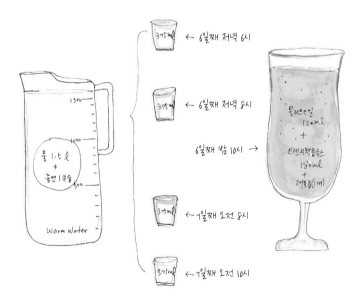